Dr. med. M. O. Bruker:
»Aus der Sprechstunde« Band 4
Stuhlverstopfung heilbar

Schnitzer 4

»Aus der Sprechstunde« Band 4

Dr. med. M. O. Bruker

Stuhlverstopfung in 3 Tagen heilbar – ohne Abführmittel

Dies ist die einzige Methode, mit der Sie auch langjährig chronische Verstopfung sicher und dauerhaft heilen können. Sie ist natürlich und völlig unschädlich und einfach anzuwenden.

Illustriert von Eckhardt Brause

Schnitzer-Verlag, St. Georgen/Schwarzwald

ISBN 3-921123-14-3

8. Auflage
41.—51. Tausend · 1974

Gesamtherstellung: Schnurr KG, 7730 Villingen

Inhaltsverzeichnis

Geleitwort des Verlages

Wenn ein Arzt gleich ein ganzes Bündel bisher ungelöster Hauptprobleme der Medizin in den sicheren therapeutischen Griff bekommt, dann muß er ein neues medizinisches Prinzip entdeckt haben. Dr. Brukers Prinzip beruht auf einer revolutionär neuen medizinischen Betrachtungsweise der Zivilisationskrankheiten und besteht in der Verwendung der Ursachen der Gesundheit als Heilmittel. Er bekämpft nicht Krankheiten und ihre Begleiterscheinungen (Symptome), sondern schaltet die Ursachen der Krankheiten aus und bietet dem Kranken die Voraussetzungen der Gesundheit an — worauf dieser in der Regel seine konstitutionelle Gesundheit zurückgewinnt. Dr. Bruker hat in dreieinhalb Jahrzehnten ärztlicher Tätigkeit die Wirksamkeit seines Prinzips an mehr als zwanzigtausend Patienten nachgewiesen. Die meisten von ihnen waren zu ihm gekommen, nachdem übliche Behandlungen und Kuren erfolglos geblieben und ihre Krankheiten als unheilbar erklärt worden waren.

Diese kostbare ärztliche Erfahrung wird dem Leser mit der Buchreihe »Aus der Sprechstunde« zugänglich gemacht. In den zivilisierten Ländern wird heute der Durchschnitt der Bevölkerung 25 Jahre vor dem Tode chronisch krank, zumeist an einer Krankheit, die nachher auch die

Todesursache darstellt. Gerade diese sogenannten Zivilisationskrankheiten sind es, die Dr. Bruker so erfolgreich angeht, heilt oder verhütet.

Wir sind sicher, daß unsere Buchreihe »Aus der Sprechstunde« bald in den meisten Familien unentbehrlicher Ratgeber in Fragen der Gesunderhaltung und Wiedergesundung sein wird. Unzählige werden durch die hier vermittelten Erkenntnisse ihre volle Gesundheit und damit Glück und Lebensfreude zurückgewinnen – oder diese gleich vorbeugend erhalten können. An die Stelle der heute so verbreiteten Angst vor der Krankheit wird die innere Sicherheit des Wissenden treten, der sich auf seine Gesundheit verlassen kann, weil er ihre Voraussetzungen kennt.

Der Verlag

Vorwort

Eine kleine Geschichte, die sich eben ereignet hat, wirft auf die Fragen um die Stuhlverstopfung ein besonders klares Licht. Ein Kollege stieß in der Ankündigung meiner Schrift über die Stuhlverstopfung auf die Worte „Stuhlverstopfung in 3 Tagen heilbar". Er schrieb an den Rand: „Hahahaha!" Damit wollte er zum Ausdruck bringen, daß er dies für unmöglich halte. Denn bisher erwies sich die Stuhlverstopfung als unheilbar; es gab nur den unbefriedigenden Ausweg des Abführmittels.

Ich schrieb ihm: „Bitte, suchen Sie sich in Ihrer Sprechstunde eine Patientin aus, die seit Jahrzehnten an einer ungewöhnlich hartnäckigen Stuhlverstopfung leidet und bisher mit keinem Mittel und keiner Methode Erfolg hatte. Wenn Sie meine Ratschläge haargenau befolgen, können Sie ihr garantieren, daß spätestens am 4. Tag spontaner Stuhlgang erfolgt, der bei Einhaltung der Spielregeln weiterhin das ganze Leben von selbst erfolgen wird.

Ich wäre Ihnen dankbar, wenn Sie mir einen Fall nennen könnten, bei dem dieses Rezept nicht wirkt. Es wäre der erste Fall, den ich in 30 Jahren erlebe, und die erste Ausnahme von einem strengen Naturgesetz. Denn kein im Freien lebendes Lebewesen hat Stuhlverstopfung; sie findet sich

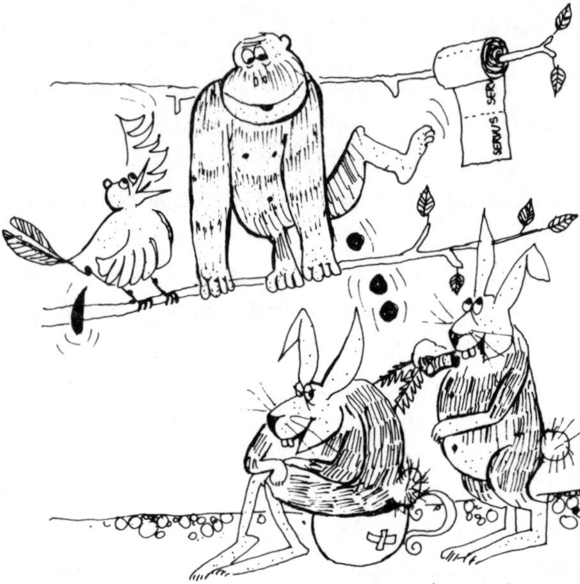

Kein Lebewesen in der freien Natur hat Verstopfung!

nur beim domestizierten Tier und dem zivilisierten Menschen, die zivilisatorisch veränderte Nahrung zu sich nehmen.
Für einen Bericht über Ihre Erfahrungen nach Ablauf eines halben Jahres wäre ich Ihnen dankbar."
Nun, lieber Leser, ist es an Ihnen selbst, sich davon zu überzeugen, daß es von diesem Naturgesetz keine Ausnahme gibt.

Dr. M. O. Bruker
Facharzt für innere Krankheiten

Stuhlverstopfung ohne Abführmittel in 3 Tagen heilbar

Die Ursachen

Die Verstopfung ist keine Krankheit, sondern ein Krankheitssymptom, außer Kopfschmerzen wohl das häufigste Zeichen, daß im Körper etwas nicht stimmt. Die Zahl der Menschen, die an Störungen der Darmentleerung leiden, ist in den zivilisierten Völkern außerordentlich hoch; sie steigt mit zunehmendem Lebensalter. Schätzungsweise $^3/_4$ aller Frauen, die älter als 40 Jahre sind, leiden an Verstopfung.

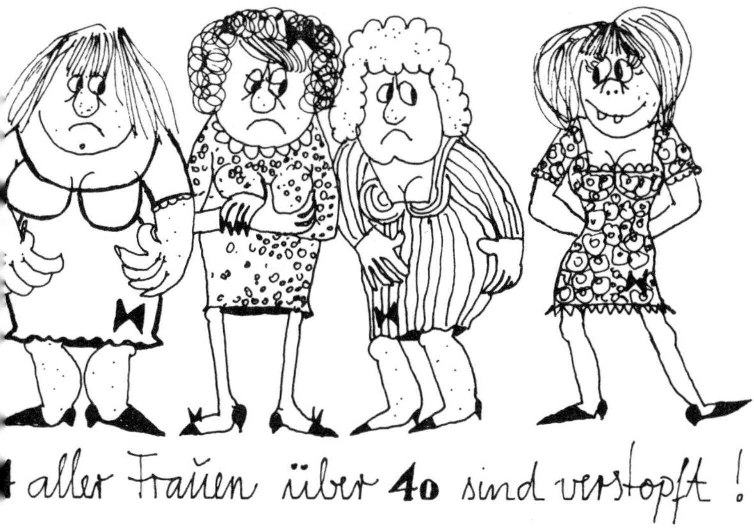

4 aller Frauen über 40 sind verstopft !

Was die Ursachen betrifft, so können wir zwei Formen von Verstopfung unterscheiden: Etwa 80 bis 90 % aller Verstopfungsfälle sind ernährungsbedingt; die restlichen 10—20 % beruhen auf anderen Ursachen, die wir als lebens- oder spannungsbedingt bezeichnen.

Die Unterscheidung nach den Entstehungsursachen ist wichtig, da die Behandlung der beiden Formen grundverschieden ist. Die beiden Arten der Stuhlverstopfung sind verhältnismäßig leicht auseinanderzuhalten.

Die ernährungsbedingte Stuhlverstopfung

Die außerordentliche Häufigkeit der ernährungsbedingten Verstopfung geht mit der hohen Zahl der ernährungsbedingten Zivilisationskrankheiten parallel, das heißt, die Verstopfung ist lediglich ein Symptom — und zwar eines der häufigsten Frühsymptome — dieser Erkrankungen. Sie ist eine häufige Begleiterscheinung aller Erkrankungen der Verdauungsorgane, der Magen-, Leber-, Gallen- und Bauchspeicheldrüsenerkrankungen, und der Stoffwechselkrankheiten wie Zuckerkrankheit und Fettsucht. Aber auch bei Kranken, die an Arthrosen, Wirbelsäulenschäden und anderen Gelenkerkrankungen leiden, findet sich in der Vorgeschichte oft eine jahrzehntelang vorausgehende Verstopfung; dasselbe gilt für die Gefäßschäden der Arteriosklerose und für die Thrombose (Gefäßverschluß durch Blutgerinnsel), die zu Herzinfarkt, Schlaganfall und anderen Komplikationen führen können.

Die gemeinsamen Ursachen dieser ernährungsbedingten Zivilisationskrankheiten und ihres Symptoms, der Verstopfung, liegen in dem Mangel an Vitalstoffen, der durch den großen Anteil fabrikatorisch veränderter Nahrungsmittel in unserer heutigen Ernährung bedingt ist.

Vor etwa 100 Jahren noch haben die Menschen fast nur Lebensmittel verzehrt, wie sie die Bauern auf Feld und Hof erzeugt haben. Heute haben die ursprünglichen Lebensmittel zahlreiche Prozesse der Veränderung durchgemacht, ehe sie als fertige Speisen auf den Tisch kommen. Durch Erhitzung, Konservierung und Präparierung verlieren die Lebensmittel ihre natürliche Beschaffenheit. Durch diese Denaturierung kommt es zu einer mehr oder weniger starken Zerstörung der Vitalstoffe. Unter Vitalstoffen versteht man die Vitamine, Mineralstoffe, Spurenelemente, Enzyme, die hochungesättigten Fettsäuren und die Aromastoffe. Diese Wirkstoffe sind zur Erhaltung der Gesundheit unerläßlich. Wenn sie fehlen, entstehen die genannten ernährungsbedingten Zivilisationskrankheiten; als eines der frühesten Symptome tritt Stuhlverstopfung auf.

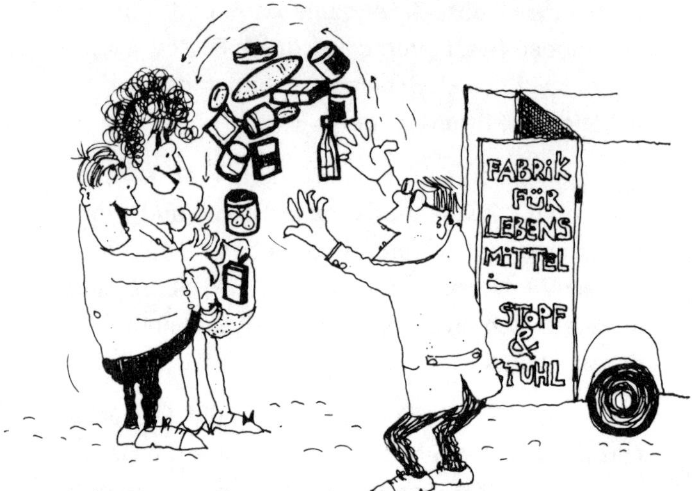

Verstopfungsmittel frei Haus ...

Die schädlichsten Nahrungsmittel sind diejenigen, die am meisten denaturiert sind. Betrachten wir unsere täglichen Nahrungsmittel unter diesem Gesichtspunkt, so finden wir, daß es vor allem zwei Nahrungsmittel sind, die durch technische Eingriffe starke Einbußen an Vitalstoffen erlitten haben und die gleichzeitig in großen Mengen regelmäßig konsumiert werden: Der Fabrikzucker und die Auszugsmehle. Das tägliche Brot, Teigwaren, alle Süßwaren und alle süßen Speisen werden daraus hergestellt. Da sie einen großen Anteil unserer täglichen Nahrung ausmachen, sind sie auch die Hauptursache der Verstopfung. Dazu kommt noch, daß die meisten Gemüse und oft auch das Obst in gekochter Form oder als Konserven gegessen werden und die Nahrung außerdem zu wenig naturbelassene Fette enthält. Dadurch ist der Anteil an natürlichen Lebensmitteln, vor allem an Vollkornprodukten, rohen Gemüsen und Obst und natürlichen Fetten in der Nahrung des zivilisierten Menschen viel zu gering.

Spannungsbedingte Stuhlverstopfung

Die spannungsbedingte Stuhlverhaltung tritt vorwiegend bei jungen Mädchen um die Zeit des Periodeneintrittes auf. Beginnt die Stuhlverhaltung mit dem Eintritt der Geschlechtsreife, so ist es ein ziemlich sicherer Hinweis, daß es sich um eine Störung handelt, die nicht mit Nahrungsfragen im Zusammenhang steht, sondern auf Probleme hinweist, die diesen Lebensabschnitt kennzeichnen. Es ist die Zeit des Übergangs von der Kindheit in das Erwachsenenalter, in dem das junge Mädchen kein Kind mehr ist, aber auch noch kein fertiger Erwachsener. In diesem Alter muß sich der Mensch entscheiden, ob er bereit ist, die Spielregeln der Erwachsenen, wie er sie auf Grund seiner bisherigen Erfahrungen und Vorstellungen sieht, anzunehmen. In der Pubertätszeit wird der Mensch durch den Eintritt der Ge-

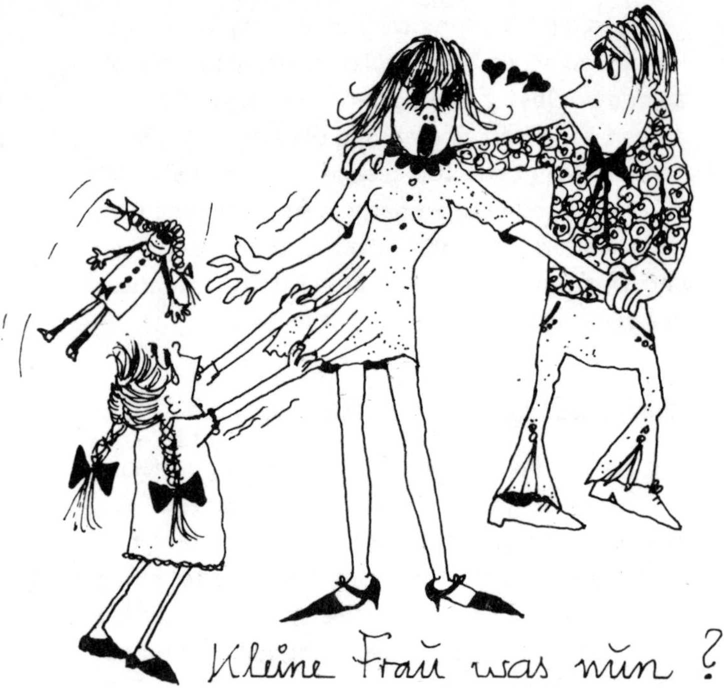

schlechtsreife gemahnt, daß er auch zu den sexuellen Problemen Stellung nehmen muß. Sträuben sich unbewußte Kräfte dagegen, weil dieser Mensch falsche Vorstellungen, die ihm wiederum nicht bewußt sind, über das Wesen des Menschseins in sich trägt, so kommt es in diesem Alter leicht zu Funktionsstörungen, die sich in Periodenstörungen und Stuhlverstopfung äußern können.

Störungen der Stuhlentleerung, die zu dieser Zeit beginnen, können deshalb auch ein Hinweis sein, daß der Kranke in dieser Richtung Hilfe benötigt. Berücksichtigt man bei der Beratung diese Zusammenhänge, so finden sich immer entsprechende Probleme, deren Lösung für das zukünftige Leben dieses Menschen von entscheidender Bedeutung sein kann. Es kann wirklich ein großes Unglück bedeuten, wenn diese Zusammenhänge nicht bewußt werden und die Verstopfung deshalb nicht als Warnsignal erkannt wird. Zwangsläufig kommt es dann zur Fehlbehandlung mit Abführmitteln, die allerdings in diesen Fällen meistens keinen zufriedenstellenden Erfolg bringen. Biologisch gesehen, ist es sogar sinnvoll, wenn das Abführmittel wirkungslos bleibt, damit der Betroffene darauf gestoßen wird, daß die Verordnung von Abführmitteln an dem Wesen der Störung vorbeigeht und die Ursache unberücksichtigt läßt. Es liegt ein tiefer Sinn darin, daß die Verstopfung so lange bestehen bleibt, bis es ihr gelungen ist, die Beachtung der Ursachen zu erzwingen. Denn erst die Abstellung der Ursachen ermöglicht eine Heilung.

Natürlich gibt es auch im späteren Leben spannungsbedingte Verstopfungsformen, wenn sie auch verhältnismäßig selten sind. Ich denke z. B. an den eindrucksvollen Fall eines jungen Pfarrers, der in seiner ersten Pfarrstelle immer samstags

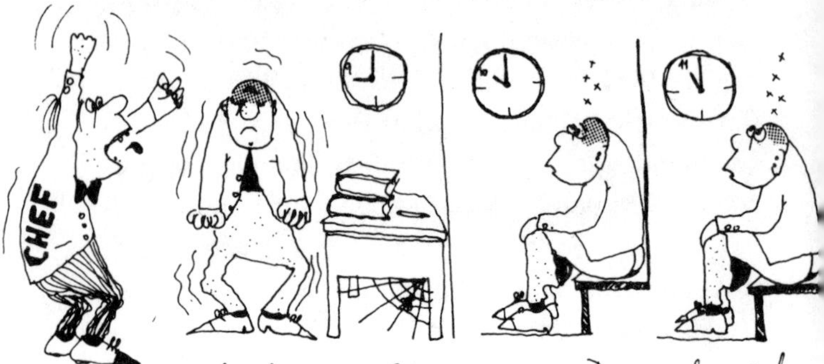

und sonntags an Verstopfung litt; unter der Woche war alles in Ordnung. Es ließ sich auf Befragen schnell herausfinden, daß gegen Wochenende die spannungsvolle Erwartung zunahm, wie wohl seine Predigt am Sonntag aufgenommen würde. Die Spannung im seelischen Bereich zeichnete sich in einer entsprechenden Verkrampfung im Darmgebiet ab. Es war klar, daß die Aufklärung über die Harmlosigkeit und Natürlichkeit der psychosomatischen Entsprechungen und der diagnostische Ausschluß einer Darmerkrankung als Behandlung ausreichte. Mit dem Wegfallen der Spannung stellte sich auch die Darmtätigkeit wieder von selbst ein, während die Verordnung eines Abführmittels oder eines krampflösenden Arzneimittels einen Eingriff in die gut funktionierenden

Ausgleichsmechanismen bedeutet und damit nur geschadet hätte.
Die einzige erfolgreiche Behandlung einer lebensbedingten Stuhlverstopfung liegt demnach in der Lebensberatung. Die Verordnung von Abführmitteln treibt unweigerlich nur tiefer in die Krankheit hinein.

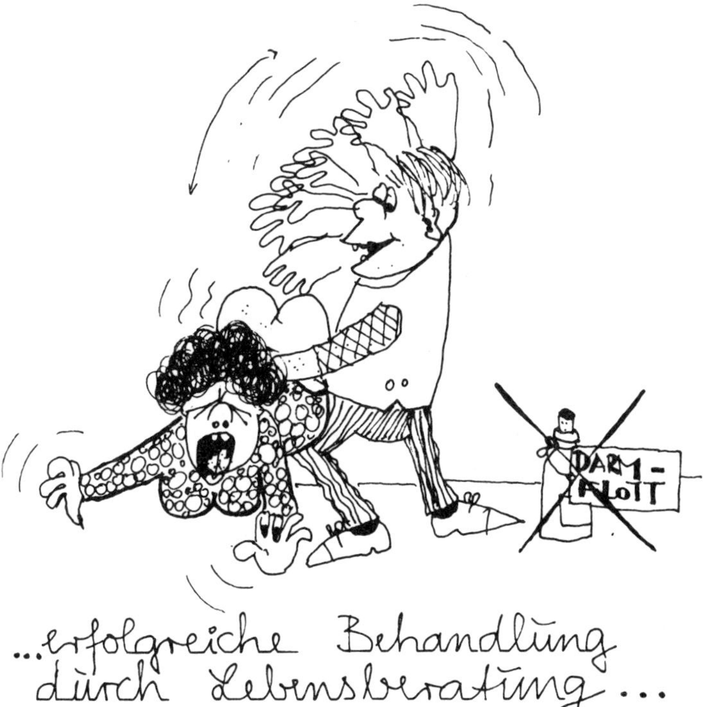

...erfolgreiche Behandlung durch Lebensberatung...

Abführmittel: Immer falsch

Welche Art von Verstopfung auch vorliegen mag, eine spannungsbedingte oder ernährungsbedingte, das Einnehmen von Abführmitteln ist in jedem Falle falsch. Das Abführmittel ist ein sicherer Weg, um eine Verstopfung zu verschlimmern und chronisch zu machen. Gäbe es keine Abführ-

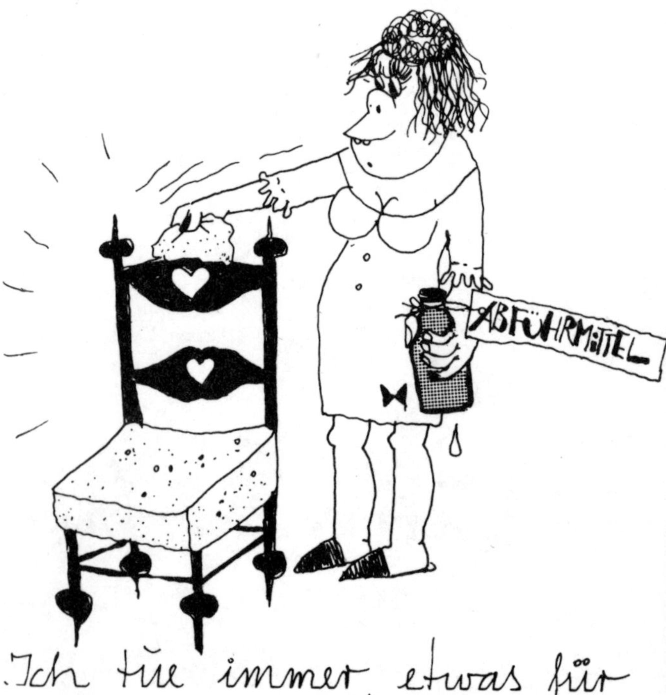

Ich tue immer etwas für meinen Stuhl!

mittel, wäre der Verstopfte gezwungen, sich um die Ursachen seiner behinderten Darmentleerung zu kümmern. Aber dadurch, daß er sich mit dem Abführmittel täglich eine Darmentleerung besorgen kann, wiegt er sich in der falschen Sicherheit, „er tue ja immer etwas für seinen Stuhl", wie die meisten ständigen Abführmitteleinnehmer ihre Handlungsweise begründen. Sie glauben tatsächlich alle, sie täten damit etwas Gutes für ihre Gesundheit. „Für regelmäßigen Stuhl sorge ich immer" heißt ein anderer Spruch, den man täglich hört. Das „Sorgen" besteht aber meistens im Einnehmen von Abführmitteln. Der so Handelnde kommt nur selten auf die Idee, daß die Fehler, die er macht und die zur Verstopfung führen, damit nicht behoben sind. Im Gegenteil ermöglicht ihm das Abführmittel überhaupt erst, scheinbar ungestraft die Fehler fortzusetzen.

Es wird den meisten, die Abführmittel nehmen, gar nicht bewußt, daß sie mit dem Abführmittel nur ein Krankheitssymptom beseitigen, während die Krankheit, die dahintersteckt, gar nicht berührt wird. Wenn der Mensch das Abführmittel wegläßt, kann er merken, daß die Krankheit, nämlich die Darmstörung, noch unverändert besteht. Er zieht aber auch daraus nicht den Schluß, daß hier grundsätzliche Fehler in der Nahrung oder sonstigen Lebensführung stecken müssen, sondern er folgert daraus, daß es bei ihm ohne Abführ-

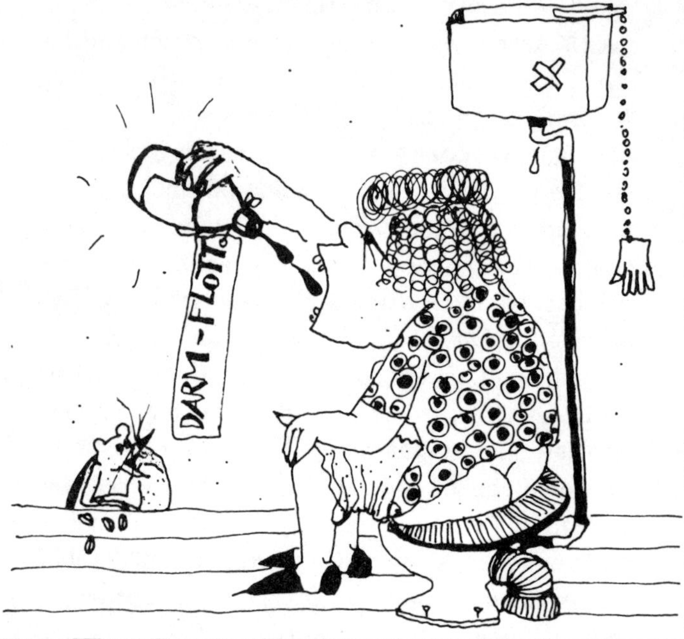

ohne klappt es einfach nicht bei mir!

mittel nicht klappe. Zu seiner Entschuldigung ist allerdings zu sagen, daß ihm häufig, leider auch von ärztlicher Seite, gesagt wird, gegen Verstopfung könne man nichts machen. Und so bleibt als einziger, scheinbar richtiger Ausweg das Abführmittel.

Abführmittel an sich schädlich

Der Nachteil des Abführmittels liegt aber nicht nur darin, daß sich der Kranke an der Notwendigkeit der allein sinnvollen, nämlich der ursächlichen Behandlung vorbeidrücken kann. Das Abführmittel selbst hat auch schädliche Wirkungen. So wurde z. B. in der Hamburger Universitätsklinik nachgewiesen, daß alle Patienten, die über lange Zeit Abführmittel eingenommen hatten, eine Störung ihres Kaliumhaushaltes aufwiesen. Da dem Kalium sehr wichtige Aufgaben für die Zelltätigkeit überhaupt zukommen, und da es besonders für die richtige Funktion der Herz- und Skelettmuskulatur von Bedeutung ist, kann die muskuläre Schwäche und allgemeine Schlappheit vieler Verstopften schon allein damit eine gewisse Erklärung finden. Aber sicher spielt das Fehlen zahlreicher Vitalstoffe in der denaturierten Nahrung bei der ernährungsbedingten Verstopfung die weit wichtigere Rolle. Die Störung des Kaliumhaushaltes ist nur e i n e Komponente, die zufällig genauer untersucht ist.

„Hämorrhoiden" durch Abführmittel

Viele Abführmittel entfalten auf eine noch andere Weise nachteilige Wirkungen. Die einen wirken durch Beschleunigung der Darmbewegung, andere dadurch, daß sie den Übertritt der Speisen

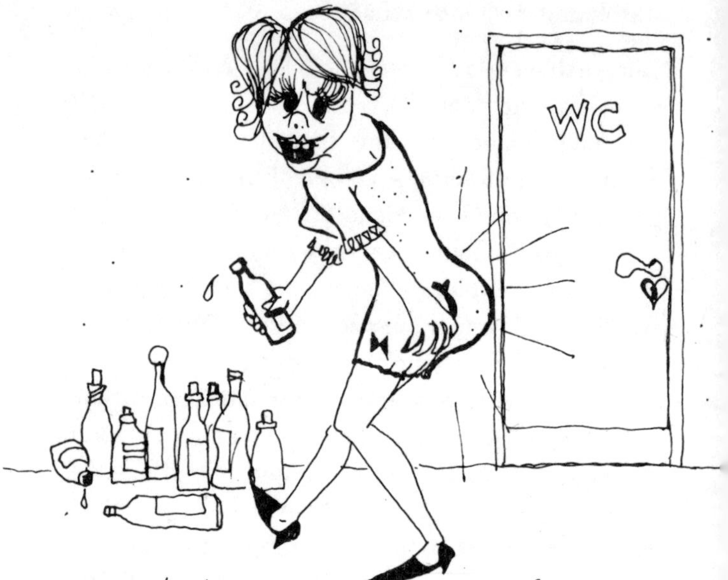

... und Hämorrhoiden habe ich auch!

durch die Darmwand verhindern und dadurch die Darmfüllung vermehren. Viele sind Darmreizmittel; teils reizen sie die Schleimhaut, teils rufen sie im Mastdarm eine Blutüberfüllung hervor.
Ein Vertreter dieser Darmreizmittel ist z. B. Aloe, das in zahlreichen Abführmitteln enthalten ist und bei längerem Gebrauch zu Störungen führt, die der Kranke als „Hämorrhoiden“ bezeichnet. Der Kranke hat dabei das Gefühl, als sitze im End-

darm oder am Darmausgang etwas Störendes. Und alles, was in der Nähe des Darmausgangs an Lästigem empfunden wird, sind für den Laien eben einfach „Hämorrhoiden“; etwas anderes kennt er nicht. „Und Hämorrhoiden habe ich auch“ ist ein Ausspruch, den fast jeder, der laufend Abführmittel einnimmt, von sich gibt. In Wirklichkeit sind durch jahrelang eingenommene Abführmittel Reizzustände entstanden, die zu Ausschlägen, Einrissen, Blutungen und lästigen Mißempfindungen führen.

Da viele Abführmittel auf die als Peristaltik bezeichnete Darmbewegung anregend wirken, bringen sie in die natürliche Rhythmik eine Unordnung und lösen nebenbei schmerzhafte Zustände im Darm aus, die oft fälschlich als „Blähungen“, oder, wenn sie im Oberbauch sitzen, als Magenbeschwerden bezeichnet werden.

Abführmittel erzeugt Verstopfung

Es ist interessant, daß jedes Abführmittel bei Gesunden als Reaktion den Zustand der Verstopfung hervorruft. Denn wenn ein Gesunder, der ungestörte Darmentleerung hat, das Experiment macht, ein Abführmittel einzunehmen, so wird der Darm zu einer Zeit entleert, da er sich ohne Abführmittel noch nicht entleert hätte. Da außerdem auf jede Reizung beim normal reagierenden gesunden Menschen als Antwort eine Gegenregulierung erfolgt, da also jede Peristaltikanregung durch ein Abführmittel mit einer nachfolgenden Verringerung der Darmtätigkeit beantwortet wird, ist die Folge jeder verfrühten, künstlich erzwungenen Entleerung eine nachträgliche Verzögerung. Das heißt mit anderen Worten, daß es kein Mittel gibt, das mit solcher Sicherheit Verstopfung erzeugt wie ein Abführmittel. Wer also einmal damit begonnen hat, Abführmittel einzunehmen, kommt nicht mehr davon los; denn wenn er es wegläßt, wartet der Darm auf den gewohnten Reiz, und infolge der Gegenregulierung bleibt der Stuhl einige Tage aus. Er muß aber auch ausbleiben, weil der Darminhalt ja schon vorzeitig entleert ist und eine gewisse Zeit vergeht, bis der Darm sich wieder gefüllt hat. Es ist verständlich, daß der Kranke, der von diesen Vorgängen nichts weiß, aus dem Wegbleiben der Entleerung den Schluß zieht, daß es bei ihm nicht ohne Hilfe des Abführmittels gehe.

Abführmittel verhindert Heilung!

Für die endgültige Heilung der Stuhlverstopfung ist es unerläßlich, diese Zusammenhänge genau zu kennen. Denn auch wenn die Ernährung richtig durchgeführt wird, bleibt das Phänomen bestehen, daß in jedem Fall auf das Absetzen des Abführ-

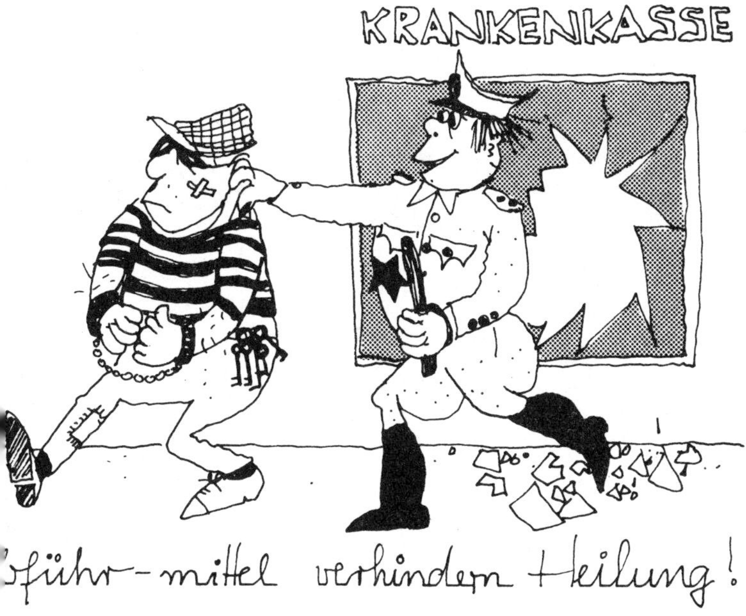

mittels ein 2- bis 3tägiges Ausbleiben der Stuhlentleerung folgt. Wird der Kranke vor der Umstellung auf garantiert hilfreiche Kost nicht ganz genau und sehr nachdrücklich darauf hingewiesen, daß nach Absetzen des gewohnten Abführmittels einige Tage kein Stuhl erfolgt, so greift er in seiner Angst schon am nächsten Tag wieder zum Abführmittel und der Erfolg bleibt aus. Es entsteht eine Kette ohne Ende. Dies gilt besonders bei hochgradig Verstopften, die trotz stärkster Ab-

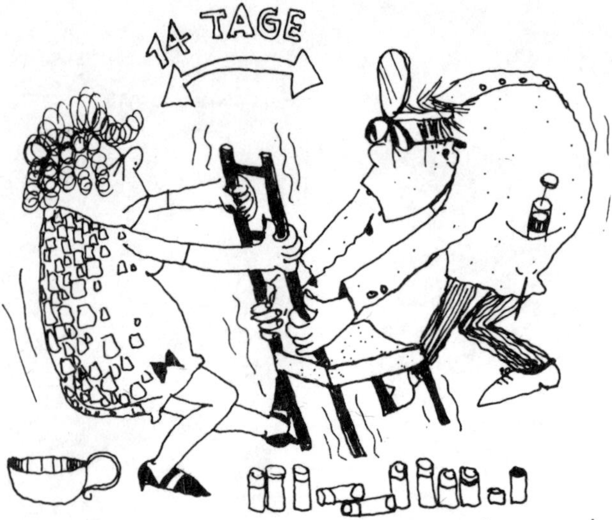

... ein hartnäckiger Stuhl!

führmittel nur noch alle 8 bis 14 Tage zur Darmentleerung kommen. Da es sich herumgesprochen hat, daß im Krankenhaus Eben-Ezer auch hartnäckigste Verstopfungen in 3 Tagen garantiert geheilt werden, häufen sich hier extreme Fälle. Wir haben Patientinnen erlebt, die pro Tag 40 bis 70 Tabletten starker Abführmittel nahmen und „trotzdem" (in Wirklichkeit deshalb) 14 Tage keinen Stuhl hatten. Auch bei diesen erfolgt der erste spontane Stuhl nach Richtigstellung der Ernährung am dritten oder spätestens vierten Tag, um sich dann allmählich auf den für den Betreffenden richtigen Rhythmus einzuspielen.

Kein Unterschied zwischen Tee und Pille

Trotz des scheinbar bequemen Weges, die Darmtätigkeit durch Abführmittel regeln zu können, wehren sich doch viele Kranke instinktiv gegen das ständige Einnehmen von „Arzneien". Teils sagen sie sich mit Recht, daß es eigentlich nicht richtig sein kann, daß der Stuhl nur mit Nachhilfe erfolgt, teils haben sie das Gefühl, daß die in der Reklame als unschädlich bezeichneten Abführmittel doch auf die Dauer nicht so ganz harmlos sind. Diese Kranken vermeiden nun häufig Abführmittel in Tabletten- und Pillenform und wiegen sich in dem falschen Glauben, die Abführmittel seien harmloser, wenn sie in Teeform oder eingemogelt in Früchtewürfel oder getarnt als „Frühstückstee" eingenommen werden. In reformerisch eingestellten Kreisen findet man diesen Irrtum besonders verbreitet. Manche gehen sogar so weit, daß sie diese Mittel gar nicht zu den Abführmitteln rechnen und sich einreden, sie hätten von selbst Stuhl. Manche wiederum beruhigen sich selbst mit der Vorstellung, es seien ja „nur" pflanzliche Abführmittel, und wollen damit sagen, ein pflanzlicher Stoff könne doch nicht schädlich sein. Natürlich ist es ein Irrtum, anzunehmen, pflanzliche Arzneistoffe hätten keine starke Wirkung. Es mag genügen, darauf hinzuweisen, daß es eine große Zahl von Pflanzen gibt, die hochgiftige Wirkstoffe enthalten. Es sei nur an wenige bekannte erinnert,

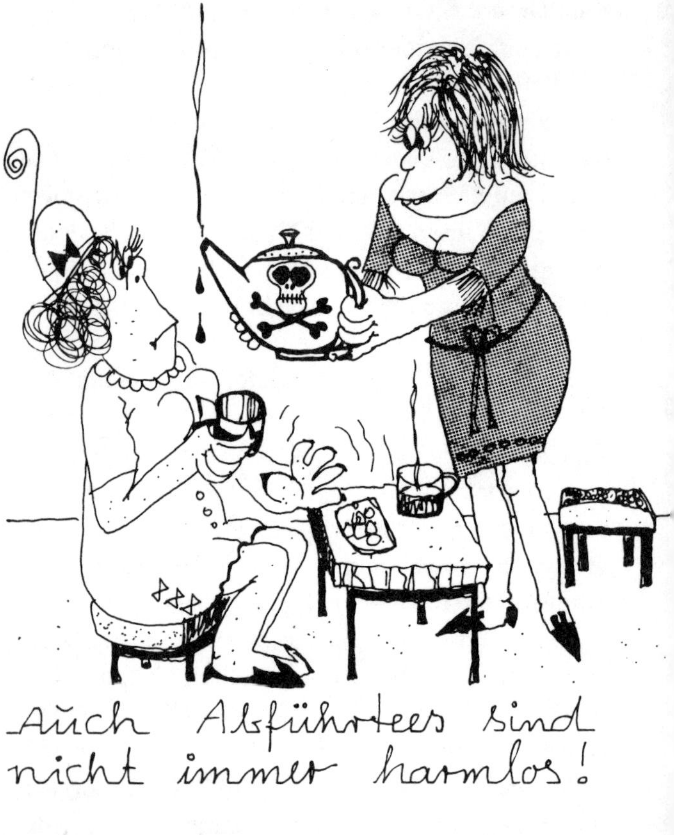

Auch Abführtees sind nicht immer harmlos!

die Tollkirsche, den Fingerhut und Opium. Das pflanzliche Krotonöl ist ein so stark darmreizendes Mittel, daß 20 Tropfen tödlich wirken können. Jedes Abführmittel erzeugt in der zweiten Phase Verstopfung. In dieser Hinsicht besteht kein grundsätzlicher Unterschied zwischen den einzelnen Abführmitteln. Dies gilt auch für die vielen Arzneimittel, die Abführmittel enthalten, ohne daß der Einnehmende es weiß. Bei fast allen Gallenmitteln und bei zahlreichen sogenannten Schlankheitsmitteln und den Blutreinigungstees ist dies der Fall. Auch sie tragen ihren Teil dazu bei, daß unerkannte Ernährungsfehler über lange Zeiträume beibehalten werden können und der Kranke über die wahren Zusammenhänge getäuscht wird.

Regelmäßige Darmentleerung nicht erstrebenswert

Bevor man an die Behandlung und Heilung der Verstopfung herangeht, muß man sich noch mit einer anderen Tatsache auseinandersetzen, nämlich damit, daß der gesunde Mensch

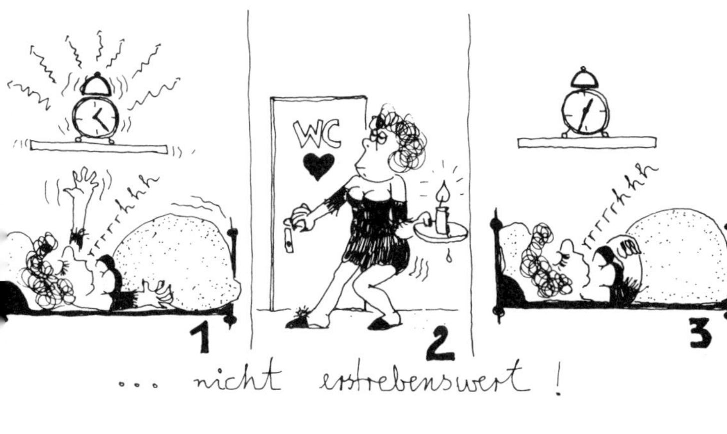

keinen regelmäßigen Stuhlgang hat. Bekanntlich hört man immer das Gegenteil. Die schon im Säuglingsalter eingetrichterte Doktrin, der Mensch müsse einen regelmäßigen Stuhlgang haben, haben blutleere und verkalkte Philister erfunden, und alle Welt plappert es nach, ohne über die Sinnlosigkeit dieser „fordernden Behauptung" nachzudenken.

Werfen wir einen Blick auf das Tierreich. Das Tier, das oft mühevoll seine Nahrung suchen muß und nicht regelmäßig zur selben Zeit am gedeckten Tische sitzt, hat dementsprechend auch keinen regelmäßigen Stuhl. Es entleert dann, wenn sich so viel im Darm angesammelt hat, daß die Entleerung nötig wird. Mit der Urinentleerung ist es ebenso; warum wird nicht auch eine geregelte Urinentleerung nach Stundenplan gefordert? Um das Groteske der Vorstellung, die in einer regelmäßigen Entleerung liegt, deutlich zu machen, frage ich meine Patienten, ob sie schon beobachtet hätten, daß alle Tiere des Waldes sich morgens 7 Uhr 30 hinter einen Baum setzen und ihre Notdurft verrichten.

Auch der Mensch, der ein „lebendiges" Leben führt, wird nicht täglich zur selben Stunde dasselbe essen; er wird nicht immer die gleiche körperliche Bewegung und täglich dieselben Erlebnisse haben. Dementsprechend wird er auch keinen regelmäßigen Stuhl haben dürfen. Nur bei demjenigen, der sich in ein unlebendiges, starres Schema der Lebensführung hineinpressen läßt, der täglich zur selben Stunde dasselbe denkt, dasselbe ißt, dasselbe erlebt und dasselbe tut, wird sich als Abklatsch seines philiströsen Lebens auch ein regelmäßiger Stuhlgang einstellen. Deshalb finden wir den regelmäßigen Stuhlgang häufig bei pensionierten Beamten und Rentnern. Sie freuen sich, wenn sie die Uhr nach ihrem Stuhlgang stellen können.

Es ist mir natürlich bekannt, daß diese Darstellung den althergebrachten Vorstellungen ins Gesicht schlägt. Als ich kürzlich bei einem Vortrag vor Ärzten diese Gedanken äußerte, sprang ein älterer Kollege erregt auf und rief: „Sie stellen ja alles auf den Kopf. Ich kann nicht anerkennen, daß ich mein ganzes Leben die Kranken falsch beraten haben soll." Die vom Leben aufgezeigten Tatsachen nehmen aber keine Rücksicht auf vertraute, aber falsche Thesen.

Das Wissen um die Tatsache, daß die Unregelmäßigkeit der Stuhlentleerung das Zeichen eines abwechslungsreichen und bewegten Lebens ist, ist eine wichtige Voraussetzung für die Heilung einer Stuhlverstopfung. Es gibt nämlich eine Reihe von Menschen, die gar keine Verstopfung haben, aber trotzdem laufend Abführmittel nehmen, nur um dadurch eine Regelmäßigkeit der Entleerung zu erreichen. Ähnliches ist oft zu beobachten,

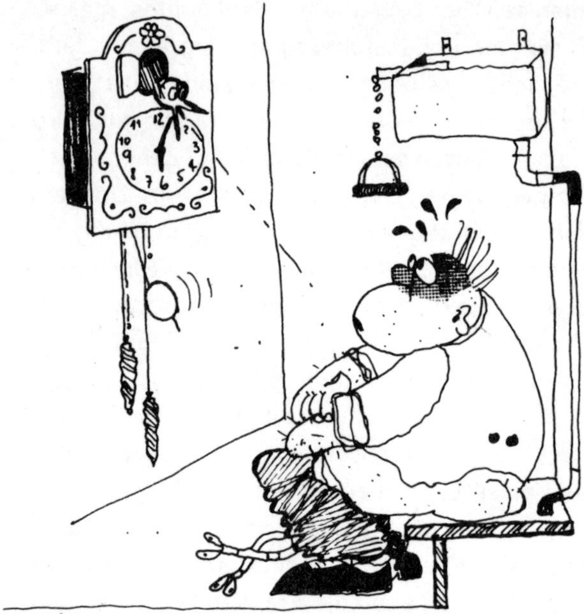

Nun mach' schon — es ist schon wieder 5 Min. nach 6!

wenn der Kranke nach Richtigstellung der Ernährung zwar ohne Abführmittel Entleerung hat, aber unzufrieden ist, weil der Stuhl nicht regelmäßig ist. Überhaupt wird immer wieder fälschlicherweise Regelmäßigkeit in der Lebensführung als etwas Erstrebenswertes, Vorteilhaftes und Gesunderhaltendes hingestellt, während in Wirklichkeit eine eintönige, genormte und damit langweilige Tageseinteilung zu dem ewig im Fluß befindlichen Leben in Widerspruch steht. Der Wechsel erfordert ständige Anpassung; und die Erhaltung der Anpassungsfähigkeit ist eine Grundvoraussetzung für die Gesundheit. Deshalb kann auch eine Behandlung, die auf dem Schonungsprinzip aufgebaut ist und keine Anpassung mehr verlangt, eine Heilung in erheblichem Maße behindern.

Darm läßt sich nicht „erziehen"

Die Vorstellung, es wäre ein Zeichen von Gesundheit, wenn der Stuhl täglich zur selben Zeit erfolgt, führt oft noch zu einem anderen abwegigen und schädlichen Verhalten. Manche suchen nämlich diese Regelmäßigkeit nicht mit dem Abführmittel zu erzwingen, sondern dadurch, daß sie sich auf die Toilette setzen und, ohne daß Stuhldrang vorhanden ist, so lange drücken, bis sich etwas entleert. Ich habe Patienten erlebt, die sich dieser Prozedur eine halbe Stunde und länger widmeten und sich wunderten, daß dies nie den gewünschten Erfolg brachte. Sie begründen dieses Verhalten damit, daß sie gelesen hätten, man könne den Darm „erziehen". Und tatsächlich findet man kaum eine Abhandlung über die Stuhlverstopfung, in der dieser falsche Ratschlag nicht zu lesen wäre. Da die Darmtätigkeit durch das vom Willen völlig unabhängige vegetative Nervensystem gesteuert wird, ist eine Erziehung durch den Willen völlig aussichtslos. Wir sahen, daß man nur indirekt die Entleerung regelmäßig gestalten kann, indem man die gesamte Lebensführung schematisiert. Das Pressen auf leeren Mastdarm ist deshalb sinnlos, weil der Darminhalt nur durch die Peristaltik weiterbefördert wird. Diese untersteht aber dem Willen nicht. Erst wenn der Kot durch die Peristaltik bereits in den Enddarm befördert worden ist, kann durch den Preßakt, bei dem die Bauchmuskeln und die Muskeln des Beckenbodens angespannt werden, die Entleerung erfolgen. Das Pressen selbst hat aber keinerlei Einfluß auf die Darmperistaltik; es kann also dadurch der Darminhalt nicht von höheren Darmabschnitten in den Enddarm befördert werden. Wie oft habe ich erlebt, daß für diese Irregeleiteten, die jahrzehntelang kostbare Zeit mit dieser widernatürlichen Beschäftigung vertan haben, diese Aufklärung eine wahre Erlösung bedeutet hat.

Stuhlgang — wie oft?

Nun noch ein Wort über die Häufigkeit der Darmentleerungen. Auch darüber, wie oft normalerweise eine Darmentleerung stattfinden soll, sind die widersprechendsten Ansichten zu hören. Es ist sicher falsch, darüber eine feste Regel aufstellen zu wollen.

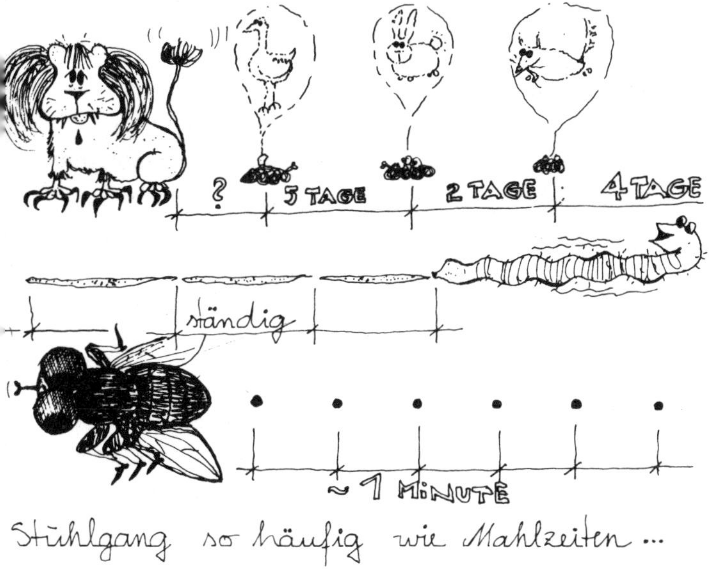

Und doch gibt die Betrachtung der im Freien lebenden Tiere auch hier wieder einen gewissen Anhaltspunkt. Ein Tier entleert ungefähr so häufig seinen Darm, wie oft es Nahrung zu sich nimmt. Ein Regenwurm frißt ständig und entleert sich ständig. Eine Stubenfliege, die überall etwas zu fressen findet, hinterläßt auch überall ihre Spuren. Ein Löwe bekommt u. U. tagelang kein Wild zu reißen und hat dementsprechend auch seltene Entleerungen. Auch beim Säugling, der an der Brust ernährt wird, finden sich diese groben Regeln noch bestätigt. Die Windeln müssen so oft

erneuert werden, so oft er gestillt wird. Aber schon beim künstlich ernährten Säugling stimmen diese Regeln nicht mehr und noch weniger beim Erwachsenen. Forderten wir ideale Verhältnisse, so wäre bereits die als erstrebenswert angesehene einmalige tägliche Entleerung nicht ausreichend. Es ist aber interessant, daß unter reiner Frischkostnahrung bei manchen Personen tatsächlich die Zahl der Darmentleerungen ungefähr der Zahl der Mahlzeiten entspricht.
Jedenfalls ist es wichtig zu wissen, daß auch in bezug auf die Häufigkeit der Darmentleerungen keine feste Regel aufgestellt werden kann, da auch die Darmtätigkeit von der Konstitution abhängig ist.

Keine „Verdauung"?

Nun erscheint noch eine Bemerkung zu dem unglücklichen Ausdruck „Verdauung" am Platze. Es hat sich in letzter Zeit allgemein, leider auch in medizinischen Kreisen, eingebürgert, den Akt der Darmentleerung mit „Verdauung" zu bezeichnen. Der gebildete Verstopfte sagt: „Ich habe keine Verdauung" oder noch vornehmer: „Meine Verdauung ist nicht in Ordnung." Da man unter Verdauung aber in Wirklichkeit den chemischen Vorgang der Nahrungsumwandlung versteht, muß es zu Mißverständnissen führen, wenn der Akt der

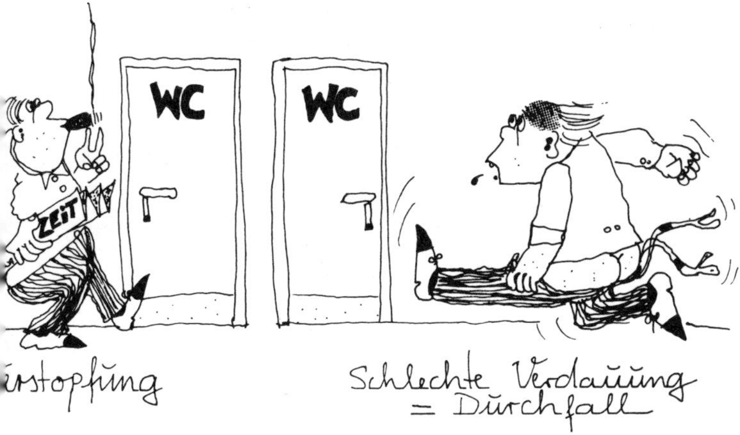

Darmentleerung mit Verdauung bezeichnet wird. Denn wenn die Nahrung nicht richtig verdaut wird, kann es sogar eher zu Durchfällen kommen, bei denen dann nicht oder schlecht verdaute Nahrungsteile im Entleerten zu finden sind. Die eigentliche Verdauung der Speisen beginnt schon mit Hilfe des Speichels in der Mundhöhle, setzt sich im Magen fort und findet vorwiegend im Dünndarm statt. Die Entleerung des Enddarms aber hat direkt mit der Verdauung der Speisen des oberen Darmabschnittes nichts zu tun. Deshalb sollte auch das Wort Verdauung nicht benützt werden, wenn die Entleerung des Darmes gemeint ist. Falsche Begriffe beruhen auf falschen Vorstellungen und führen ihrerseits zu falschen Schlußfolgerungen. Es wäre deshalb wünschenswert, wenn der

Begriff „Verdauung“ wirklich auf die chemische Nahrungsumsetzung beschränkt bliebe, um alle Mißverständnisse zu vermeiden. Es gibt genügend Worte, um die verzögerte Entleerung des Mastdarmes zu bezeichnen: Darmträgheit, Stuhlträgheit, Stuhlverstopfung oder einfach Verstopfung, so daß die falsche Bezeichnung „Verdauung“ ganz überflüssig ist.

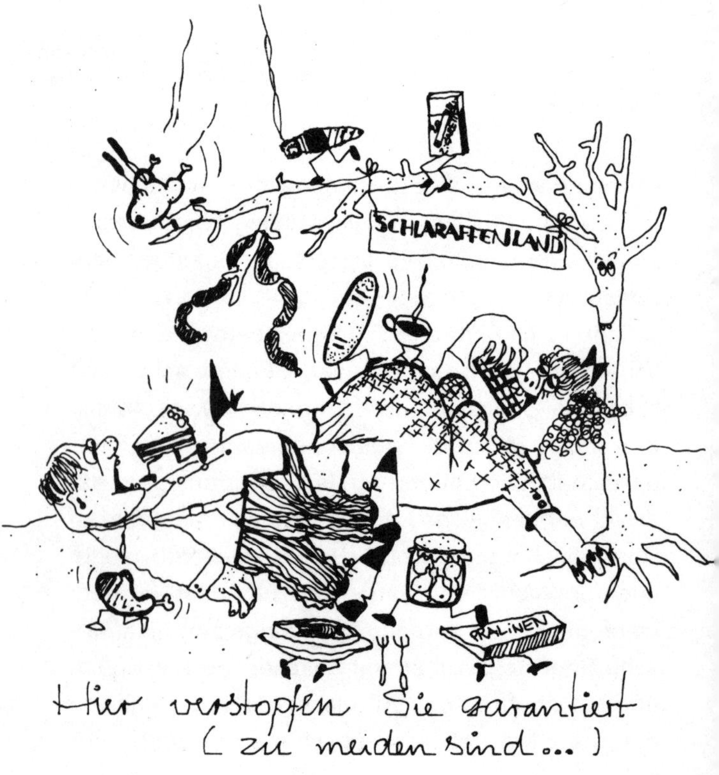

Hier verstopfen Sie garantiert
(zu meiden sind...)

Die Behandlung der ernährungsbedingten Stuhlverstopfung

Da die Ursachen der ernährungsbedingten Stuhlverstopfung denaturierte Nahrungsmittel sind, besteht die Behandlung in deren Vermeidung und in dem Verzehr eines ausreichenden Anteils natürlicher Lebensmittel. Wenn sie richtig und genau durchgeführt wird, bringt sie einen absolut garantierten Erfolg, auch bei hochgradigsten, hartnäckigsten und bisher jeder Behandlung unzugänglichen Formen.

Nahrungsmittel, die zu meiden sind

Die Nahrungsmittel, die gemieden werden müssen, können in vier Gruppen eingeteilt werden:

1. Alle Auszugsmehlprodukte. Dazu gehören die Brote, die im norddeutschen Raum Graubrot und im süddeutschen Raum Schwarzbrot heißen, Weißbrot, Brötchen, Teigwaren, Kuchen, Backwerk, Pudding und ähnliches.
2. Alle Arten von Fabrikzucker, weißer und brauner Rohrzucker, Traubenzucker, Fruchtzucker usw.
3. Alle Säfte aus Obst und Gemüse, gleichgültig, ob selbst frisch gepreßt oder fertig gekauft.
4. Gekochtes und eingemachtes Obst.

Damit ist die Liste der zu meidenden Nahrungsmittel bereits beendet. Es ist ein besonders großer Vorteil dieser Heilkost, daß die Zahl der nicht erlaubten Speisen so gering ist und daß alle übrigen Nahrungsmittel, die nicht erwähnt sind, gegessen werden dürfen. Schon dadurch unterscheidet sich diese Ernährung wohltuend von allen üblichen „Diäten", bei denen der Kranke meist vor lauter Verboten steht.

Wenn der Erfolg sicher sein soll und Beschwerden durch die Kostumstellung vermieden werden sollen, müssen allerdings auch die Genußmittel Tabak, Kaffee und Tee gestrichen werden. Vor allem das Rauchen, das auf das vegetative Nervensystem wirkt, erzeugt bei manchen Menschen Störungen der Darmrhythmik. Diesen Einfluß des Nikotins auf die Darmtätigkeit benutzen manche zur Stuhlentleerung; schon nach einer Zigarette kann der Drang zur Entleerung sich einstellen. Als Gegenregulation stellt sich aber gerade bei diesen Menschen in der zweiten Phase Verstopfung ein, die dann wieder durch eine Zigarette bekämpft wird. Um diese Kette zu durchbrechen, ist daher das Rauchen unbedingt aufzugeben, denn gerade bei diesen Kranken handelt es sich um vegetativ Empfindliche, bei denen das Rauchen die funktionellen Störungen verstärkt.

Die vier Nahrungsgruppen Auszugsmehle, Fabrikzucker, Säfte und gekochtes Obst sind besonders am Anfang in der Umstellungszeit aus zwei Gründen zu meiden. Erstens wirken sie als vitalstoffarme Teilnahrungsmittel verstopfend, und zweitens machen sie gerade diejenigen Nahrungsmittel unverträglich, die zur Beseitigung der Verstopfung unerläßlich sind.

Lebensmittel, die unbedingt nötig sind

Die Lebensmittel, die unbedingt genossen werden müssen, kann man wiederum in 4 Gruppen einteilen:

1. Vollkornprodukte. Alle Auszugsmehlprodukte müssen durch Vollkornprodukte ersetzt werden. Das tägliche Brot muß Vollkornbrot sein. Aber auch die Brötchen und die anderen Backwaren müssen aus Vollkornmehl hergestellt sein. Für den Erfolg ist es gleichgültig, ob das Vollkornbrot aus feinstem Mehl oder grobem Schrot oder aus Mischungen verschiedener Getreidearten, Roggen, Weizen, Hafer, Gerste oder Hirse hergestellt ist. Auf alle Fälle ist aber zu empfehlen, daß nicht immer ein und dieselbe Vollkornbrotsorte gegessen wird. Überhaupt ist Abwechslung eine Grundregel vollwertiger Ernährung. Sie gilt nicht nur für das Brot.

2. Unter den Vollkornprodukten nimmt das Schnitzer-Naturmüsle eine besonders wichtige

Stellung ein. Für die Erzielung eines sicheren Behandlungserfolges ist es absolut unerläßlich. Es stellt das Zentrum der Behandlung dar.

Grundrezept für Schnitzer-Naturmüsle

Zutaten pro Person:

1 Korneinheit (60 g) biol. Weizen
1 Wassereinheit (110 g) frisches Wasser

Pro Person wird mit dem Schnitzer-Meßbecher *) eine Korneinheit (60 g) Weizen aus biologischem Anbau *) abgemessen und in einer Schnitzer-Getreidemühle mit Mahlsteinen *) mittelgrob gemahlen.

Dann wird mit dem Schnitzer-Meßbecher pro Person eine Wassereinheit (110 g) frisches kaltes Wasser aus der Leitung abgemessen.

In einer Schüssel wird das frische Weizenschrot mit dem Wasser vermischt.

Dann läßt man das so eingeweichte Weizenschrot mindestens eine halbe, höchstens 10 Stunden bei Zimmertemperatur abgedeckt stehen.

Vor dem Essen preßt man eine frisch aufgeschnittene Zitrone aus und mischt pro Person 1 Eßlöffel Zitronensaft unter das eingeweichte Weizenschrot.

Dann reibt man pro Person einen kleinen oder einen halben großen Apfel auf einer Edelstahlraffel in die Schüssel hinein. Der frisch geriebene Apfel wird sofort untergemischt, da er auf keinen Fall braun werden darf. Aus diesem Grund soll das Schnitzer-Naturmüsle nun auch unverzüglich tischfertig gemacht werden.

---

*) Schnitzer-Meßbecher, Weizen und Roggen aus biologischem Anbau und Schnitzer-Getreidemühlen mit Mahlsteinen sind bei der Firma Schnitzer KG, D-7742 St. Georgen im Schwarzwald, erhältlich (kostenlose Prospektunterlagen können angefordert werden). Schnitzer-Getreidemühlen mit Mahlsteinen sind so konstruiert, daß die Vitalstoffe der Getreide durch schonendes Mahlen voll erhalten werden.

Tischfertigmachen des Schnitzer-Naturmüsles durch täglich wechselndes Hinzufügen einer oder mehrerer der folgenden Beigaben:

a) Pro Person 20 g grob geriebene Haselnüsse oder Cashewkerne;

b) pro Person 20 g Pinienkerne oder Sonnenblumenkerne;

c) pro Person 1 Pfirsich, in Stückchen geschnitten;

d) pro Person 100 g einer beliebigen Obstsorte der Saison, je nach Größe in Stücke geschnitten, z. B. Birnen, Aprikosen, Trauben, Orangen, Clementinen, Zwetschgen, Mirabellen, Kirschen, Reineclauden, Erdbeeren, Stachelbeeren . . .;

e) pro Person 1 Bioghurt oder Joghurt;

f) pro Person 1/2 Tasse unpasteurisierte rohe Vorzugsmilch;

g) pro Person 1 Eßlöffel frischen Rahm;

h) und soweit eine zusätzliche Aufbesserung der Mineralstoffversorgung für gesundes Knochenwachstum und Gesunderhaltung von Knochen und Zähnen zweckmäßig erscheint, täglich pro Person 1 flachen bis flach gehäuften Teelöffel des Mineralgemisches Pulvin *).

Auch die Zubereitung nach Dr. Evers ist zu empfehlen:

3 Eßlöffel Roggen oder Weizen (keine Mischung) werden über Nacht (etwa 12 Stunden) mit ungekochtem kaltem Wasser eingeweicht. Am Morgen werden die Körner in einem Sieb mit frischem Wasser gespült. Tagsüber bleiben sie trocken stehen. In der zweiten

---

*) Pulvin entspricht der mineralischen Zusammensetzung von Knochen und Zähnen. Es enthält, bezogen auf 100 g: Calcium phosphoricum 85,05 g, Magnesium phosphoricum 4,53 g, Ferrum phosphoricum oxidatum 0,61 g, Calcium citricum 9,24 g, Calcium fluoratum 0,13 g, Natrium chloratum 0,37 g, Manganum chloratum 36,0 mg, Cobaltum chloratum 0,1 mg, Natriummolybdat 0,3 mg, Zincum oxidatum 31,8 mg, Cuprum oxidatum 1,8 mg. (Auslieferung auch an andere Apotheken durch die Stadtapotheke, D-773 Villingen im Schwarzwald.)

Nacht werden sie wieder mit Wasser übergossen, am nächsten Morgen wieder gespült. Dieser Vorgang wird so lange fortgesetzt (im Durchschnitt 3 Tage), bis die Körner keimen und die Keimlinge ca. 1/3 cm lang sind. In der Keimzeit sollen die Körner möglichst bei Zimmertemperatur stehen (d. h. nicht zu kalt und nicht zu warm). Diese gekeimten Körner können mit Zutaten versehen werden, wie beim Schnitzer-Naturmüsle angegeben. Sie sind gründlich zu kauen.

Diese Frischkorngerichte sind auch bei der Behandlung aller anderen ernährungsbedingten Zivilisationskrankheiten unentbehrlich. Bei der Verstopfung empfiehlt es sich, außer dem Getreide noch einen Eßlöffel Leinsamen mit zu verwenden; er kann ebenfalls mit den Körnern zusammen frisch geschrotet werden oder auch 12 Std. ungemahlen eingeweicht und so dem Frischkorngericht zugegeben werden.

3. Der dritte Grundpfeiler in der Behandlung der Verstopfung sind Frischkostsalate:

Zubereitung der Frischkost

Unter der Erde gewachsen:

Schwarzwurzeln: fein gerieben, vermengt mit süßer Sahne und Kokosraspeln.

Möhren: gerieben, mit geriebenen Äpfeln, Nüssen und Zitronen oder als Salat mit feingeschnittener Zwiebel, Öl, Zitrone, Schnittlauch und Petersilie vermengt.

Rote Beete: fein gerieben mit Äpfeln, Zitrone, saurer Sahne und Nüssen vermengt.

Rote Beete mit Kürbis: Äpfel, Nüsse, etwas saure Sahne.

Sellerie: fein gerieben mit Nüssen, süßer Sahne, oder wie bei Möhren.

Steckrüben: fein gerieben mit Sahne, Zitrone, Öl, grüner Petersilie.

Rettich oder Radieschen: mit grüner Petersilie (Veränderung mit Tomaten), Zwiebeln, Schnittlauch.
Pastinaken: fein gerieben, Zitrone, süße Sahne, geriebenen Nüssen, oder wie bei Möhrensalat (siehe oben).
Topinambur: grob reiben, etwas Öl und Nüsse.

Über der Erde gewachsen:
Kohlrabi: mit Öl, grüner Petersilie oder mit süßer Sahne und geriebenen Nüssen.
Blumenkohl: fein gerieben mit süßer Sahne, geriebenen Nüssen oder Kokosraspeln.
Weißkohl: fein gewiegt, mit Öl, Zitrone oder Obstessig, Schnittlauch, Petersilie, schwarzem Pfeffer.
Rotkohl: fein gewiegt, mit Öl, Zitrone, Äpfeln, Veilchenpulver.
Gurken: mit der Schale, feine Scheiben, mit saurer Sahne oder Yoghurt oder Obstessig, Dill, Petersilie, Schnittlauch, Öl (Veränderung mit Tomaten), Borretsch, schwarzem Pfeffer.
Blattsalat und Endivien: etwas zerschnitten, mit Sahne, Öl, Zitrone oder Obstessig, grünen Kräutern (Dill, Kresse, Schnittlauch, Petersilie, Zitronenmelisse, Fenchel, Borretsch). Veränderung: feingeschnittener Sauerampfer, Spinat untermengen.
Feldsalat: Öl oder Sahne, Obstessig oder Zitrone.
Spinat: in feine Streifen geschnitten, vermengen mit Öl, Zitrone, Zwiebeln.
Sauerkraut: wenn sehr sauer, leicht spülen; etwas schneiden, vermengen mit feingeschnittenen Zwiebeln, Öl, Kümmel, Porree, geriebenen Meerrettich.
Tomaten: Öl und Obstessig, evtl. Zwiebeln.
Obstsalat: Äpfel, Bananen, Apfelsinen, geriebene Nüsse, Weinbeeren, zerschnittene Pflaumen.

Falls die Mahlzeit auch gekochte Bestandteile enthält, soll die Frischkost auf alle Fälle zuerst gegessen werden.

Die Frischkostzulage soll womöglich aus 4 Gemüsearten zusammengestellt sein, z. B. grüner Salat und Rotkohl als über der Erde wachsende Pflanzenteile, und rote Beete und Möhren als Wurzelteile. Die Blatteile der Pflanzen sind chemisch anders zusammengesetzt als die Wurzelteile und so ergänzen sich die verschiedenen Teile zu einem harmonischen Ganzen. Zugleich erfreut diese Zusammenstellung von Gemüsen verschie-

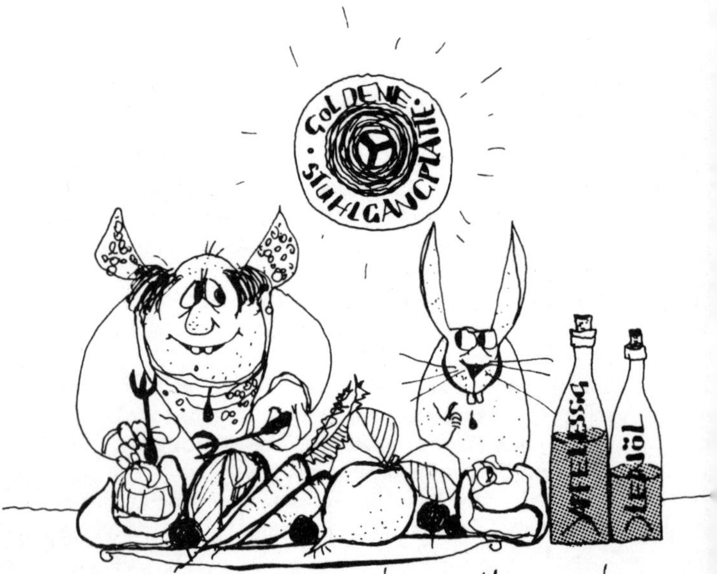

Jede Frischkostplatte ist ein Schlager!

dener Farbe auch das Auge. Die Frischkostplatte soll nicht nur einladend aussehen, sondern auch gut schmecken. Schmackhafte Zubereitung ist gewährleistet durch Zusatz von naturbelassenem Öl, etwas Obstessig und Zitronensaft. Auch Sahne kann verwendet werden. Wer das eine oder andere Gemüse nicht gern ißt, kann den ihm unangenehmen Geschmack durch Zusatz von Mayonnaise verdecken. Für diesen Zweck eignet sich eine Mayonnaisenart, wie sie Frau Dr. Budwig angegeben hat: 3 Eßl. Quark, 2 Eßl. Leinöl, 3—4 Eßl. Milch, 1 Eßl. Reformhaussenf, 2 Eßl. Apfelessig und Saft einer halben Zitrone, etwas schwarzer und weißer Pfeffer und verschiedene Gewürzkräuter im Wechsel.

4. Notwendig sind naturbelassene Fette in Form von Butter und kaltgeschlagenen Ölen (erhältlich in Reformhäusern).

Auch für Magen-, Darm-, Leber-, Gallen- und Bauchspeicheldrüsenkranke verträglich

Überblicken wir die wenigen und leicht durchführbaren Ratschläge, die zur Erzielung eines sicheren Erfolges nötig sind, so können wir sagen, daß sie die Hausfrau nicht vor schwere Aufgaben stellen. Es soll auch deshalb noch einmal besonders betont werden, daß alle Nahrungsmittel, die nicht verboten sind, ausdrücklich erlaubt sind. Über-

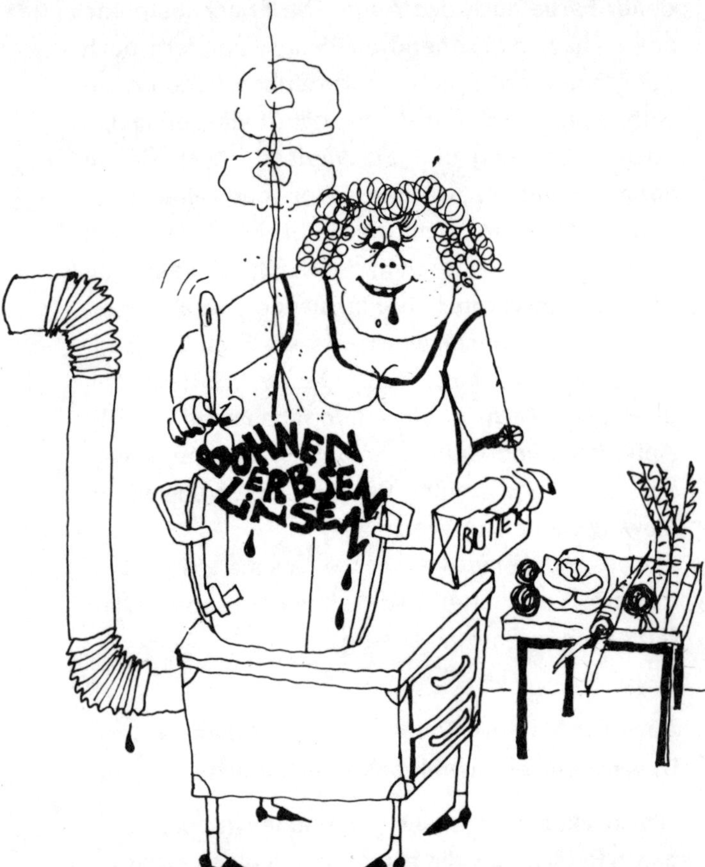

Auch Hülsenfrüchte sollen in den Kostplan einbezogen werden.

haupt ist eine möglichst abwechslungsreiche und vielseitige Kost erwünscht. Auch Kohlarten und Hülsenfrüchte, denen immer nachteilige Folgen nachgesagt werden, sollen in den Kostplan mit einbezogen werden. Falls Fabrikzucker, gekochtes Obst und Säfte streng gemieden werden, werden auch die Kohlarten hervorragend vertragen. Für Magen-Darm-Empfindliche empfiehlt es sich allerdings, Gemüse und andere Nahrungsmittel nicht mit Fett zusammen zu erhitzen, sondern das Fett, am besten Butter, erst nach dem Kochprozeß zuzusetzen. Bestehen neben der Stuhlverstopfung auch Beschwerden von Seiten der Leber, des Gallensystems, der Bauchspeicheldrüse oder des Magens, was sehr häufig der Fall ist, so sind die Ratschläge bezüglich der Verträglichkeit genau durchzuführen.

Von dem Tage ab, an dem diese Kost genau durchgeführt wird, muß, wie oben begründet, jedes abführend wirkende Mittel weggelassen werden. Es dauert dann höchstens 3 Tage, bis der erste spontane Stuhl eintritt. Anschließend stellt sich dann ein Entleerungsrhythmus ein, der für den betreffenden Menschen kennzeichnend ist und seiner sonstigen Lebensweise entspricht.

Richtige Ernährung auch bei spannungsbedingter Verstopfung

Tritt nach dem 3. Tag kein spontaner Stuhlgang ein, so wurden entweder die Ernährungsvorschriften nicht genau eingehalten oder es liegt keine ernährungsbedingte Verstopfung vor. Eine Ausnahme von dieser Regel gibt es nicht. Deshalb liegt in der richtigen Ernährung zugleich auch eine sichere diagnostische Maßnahme. Spätestens in 3 Tagen zeigt es sich — immer richtige Ernährung vorausgesetzt —, ob und in welchem Maße außer einer mangelhaften Ernährung noch spannungsbedingte Faktoren durch belastende Lebensumstände vorliegen. Bleibt der Erfolg aus, ist dies eine Aufforderung, sich um Einzelheiten in der Lebensführung des Kranken zu kümmern, bis die Spannungsursache entdeckt und dem Kranken klargeworden ist.

Aber auch in diesen verhältnismäßig seltenen Fällen tut man klug daran, trotzdem die richtige Nahrung einzuhalten. Erstens hat man dann die Sicherheit, eine etwa vorhandene ernährungsbedingte Komponente nicht zu übersehen; es fällt dadurch die Schwierigkeit eines Zweifrontenkrieges weg. Zweitens kann man dadurch dem Kranken das Gefühl der Sicherheit vermitteln, daß eine durch Spannungen verzögerte Stuhlentleerung nicht zu einer Rückvergiftung durch lange im Darm lie-

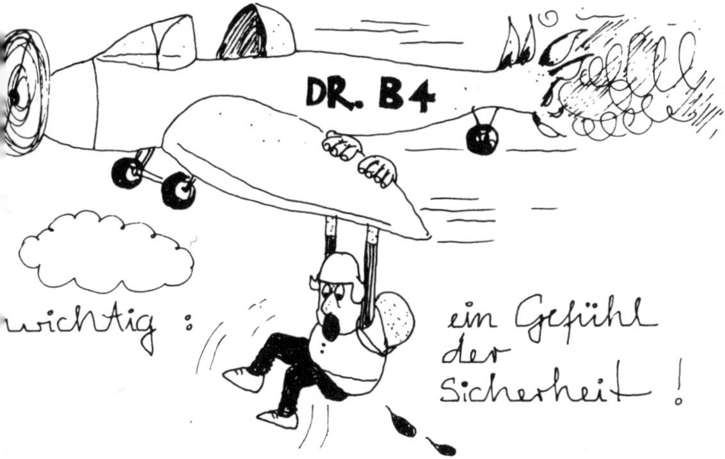

gende Abbaustoffe führen kann. Denn diese Gefahr entfällt weitgehend, wenn die Richtlinien der oben angegebenen Kostform eingehalten werden. Und gerade bei den Kranken, bei denen sich Lebensschwierigkeiten in Funktionsstörungen der inneren Organe äußern, ist es besonders notwendig, wieder das Gefühl der Sicherheit herzustellen; denn es gehört oft zu ihrem Krankheitsbild, daß sie die Sicherheit verloren haben. Wir müssen uns darüber im klaren sein, daß diesen Kranken die Ursachen ihrer Störungen nicht bewußt sind. Noch weniger wissen sie etwas von ernährungsbedingten und spannungsbedingten Komponenten ihrer Verstopfung. Falls sie sich über die Ursachen überhaupt Gedanken machen, suchen sie diese meist in der Nahrung. Und deshalb bedeuten klare Ernährungsrichtlinien auch bei spannungsbedingter Verstopfung eine wichtige Hilfe für manchen Kranken. Ist nämlich durch richtige Lebensordnung auf e i n e m Gebiet ein Sicherheitsgefühl entstanden, so ist es leichter, auch auf anderen Gebieten wieder zu einer Haltung zu kommen, die vermehrte Sicherheit mit sich bringt.

Stuhlregelung ist der Anfang neuer Lebensordnung

Überhaupt zeigt die Erfahrung, daß alle Kranken leichter bereit sind, ihre Einstellung auf irgendwelchen Gebieten des Lebens zu ändern, nachdem sie auf dem Gebiet der Ernährung begriffen haben, daß das, was sie bisher für richtig hielten, falsch war. So hat für manchen die Neuordnung des Lebens mit der Umstellung der Ernährung begonnen. Die hier gewonnenen neuen Erkenntnisse wurden für ihn zum Anstoß, auch andere Lebensgebiete in ähnlicher Weise zu überprüfen. Er bekam dadurch einen Blick für bisher verschlossene Zusammenhänge. Auf diese Weise vermag das einfache und scheinbar harmlose Symptom der Verstopfung der Anlaß zu einer tiefgreifenden Erneuerung der Lebensordnung zu werden. In diesem Fall hat das Krankheitssymptom seinen tieferen Sinn erfüllt. So gesehen, kann man jedermann

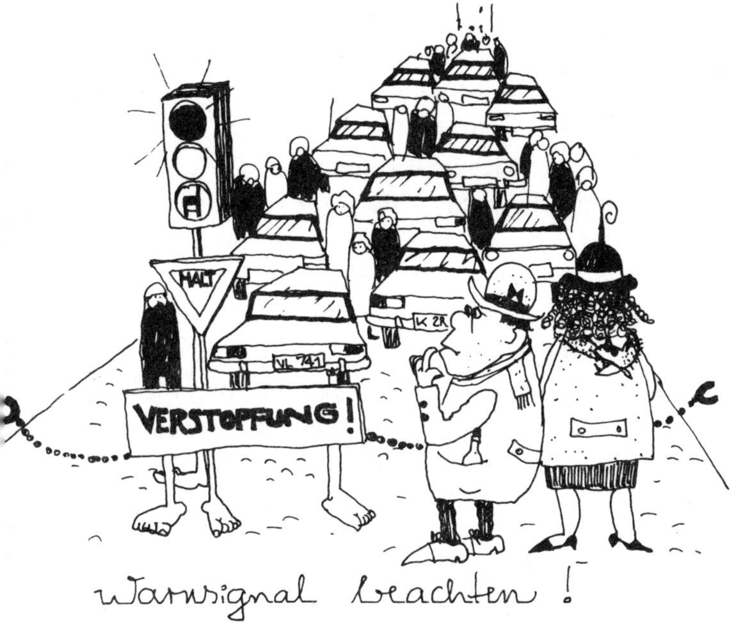

nur beglückwünschen, wenn bei ihm das Warnsignal der Verstopfung möglichst frühzeitig intensiv auftritt, falls er zur Erkenntnis gebracht werden kann, was es bedeutet.

Mangel an Bewegung führt nicht zu Verstopfung

Aus dem absolut sicheren Behandlungserfolg mit dieser Ernährung läßt sich aber auch der Schluß ziehen, daß es sich bei allen anderen Ursachen, die man immer wieder angegeben findet, nur um

Annahmen handelt, die mangels besserer Kenntnis ersonnen wurden. Man kann immer wieder beobachten, daß bei einer Erkrankung um so mehr Entstehungstheorien existieren, je weniger die wahren Ursachen erkannt sind. Ein klassisches Beispiel dafür bildet der Krebs. Bei der Verstopfung führte das Nichtwissen um die Zusammenhänge mit der Ernährung zu der Theorie, daß die Verstopfung durch zu wenig körperliche Bewegung entstehe. Es besteht zwar kein Zweifel, daß der moderne Mensch zu wenig körperliche Bewegung hat und daß es von Vorteil wäre, wenn sich jeder Mensch täglich so anstrengen müßte, daß er in Schweiß gerät. Die Erfahrung zeigt aber,

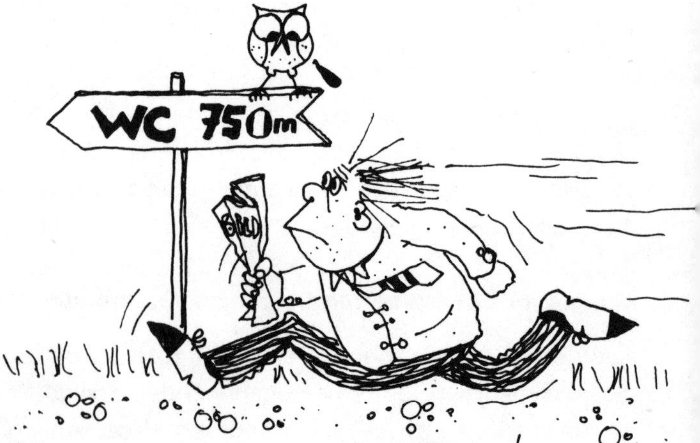

daß noch so viel körperliche Bewegung keineswegs imstande ist, eine Verstopfung zu heilen, und daß umgekehrt auch bei strengster Bettruhe, d. h. bei völligem Mangel an Bewegung, selbst die hartnäckigste Verstopfung sofort verschwindet, wenn die Nahrung richtiggestellt wird. Man erlebt auch in der Sprechstunde immer wieder, daß Menschen mit sitzender Lebensweise keine Verstopfung haben, und andere, die ständig in Bewegung sind, an schwerer Verstopfung leiden können.

Heilung der Stuhlverstopfung beugt späteren Krankheiten vor

Wie erläutert, gibt es eine große Zahl von Krankheiten, bei denen die Verstopfung nur ein Symptom unter vielen anderen ist. Nimmt man in allen diesen Fällen die Verstopfung als Hinweis eines Vitalstoffmangels und behandelt wie angegeben, dann wird eben nicht nur die Verstopfung behoben, sondern es verschwinden häufig auch die anderen Krankheitserscheinungen, die genauso wie die Verstopfung ein Hinweis waren, daß in der Nahrung bestimmte Stoffe fehlten. Gleichzeitig können auch, was noch viel wichtiger ist, alle ernährungsbedingten Krankheiten durch die angegebene Ernährung verhütet werden. Besteht bereits eine schon weit fortgeschrittene und nicht mehr heilbare Krankheit, so kann mit dieser Er-

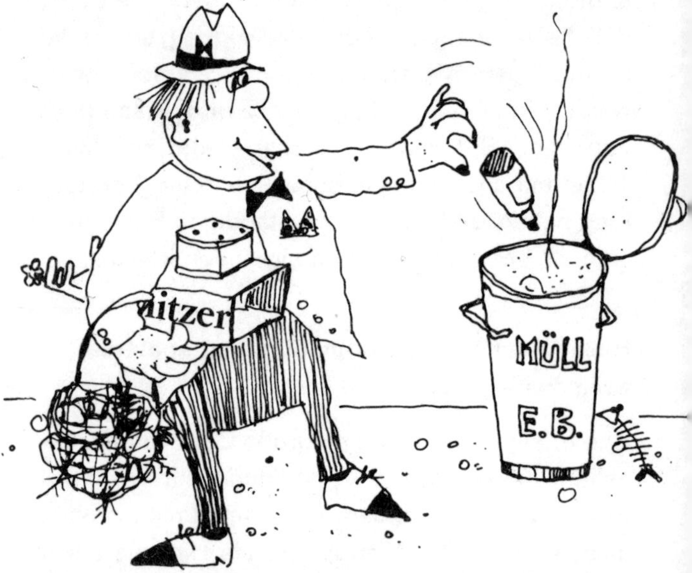

Fort mit Abführmitteln

nährungsbehandlung eine Besserung, ein Stillstand oder eine Verlangsamung des Fortschreitens erreicht werden. Die für die Verstopfung an-

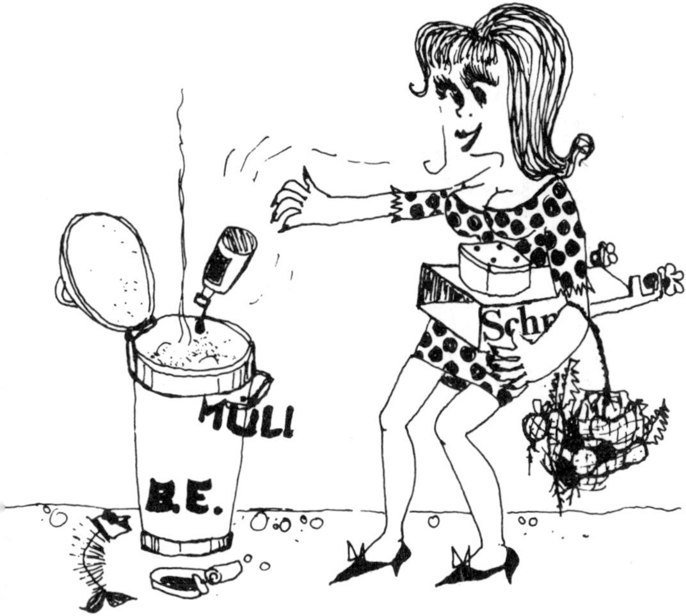

... und richtig ernähren !

gegebene Ernährungsbehandlung kann deshalb als Standardernährung für alle ernährungsbedingten Krankheiten gelten.

Wovon hängt die Gesundheit wirklich ab? Schnitzer-Bücher beschreiben den natürlichen Weg zur dauerhaften Gesundheit.

Die Schnitzer-Bücher der Reihe »Aus der Sprechstunde« beschreiben leicht verständlich, wie Sie die ernährungsbedingten Zivilisationskrankheiten stoppen oder heilen können — zuverlässig und dauerhaft. Wenn Sie wenige einfache und natürliche Regeln beachten, erhalten Sie sich nicht nur gesund, sondern auch schlank und vital.

Dr. Bruker, Facharzt für innere Krankheiten, Chefarzt eines Krankenhauses, bekämpft nicht einfach Krankheiten und ihre Symptome, sondern schaltet deren Ursachen aus. Er schafft die Voraussetzungen zur Gesundheit — worauf der Kranke in der Regel seine konstitutionelle Gesundheit zurückgewinnt.

Im allgemeinen Teil dieser Buchreihe (Bände 1 und 2) schildert Dr. Bruker die grundsätzlichen Zusammenhänge, die Ursachen der ernährungsbedingten Zivilisationskrankheiten und die Ursachen der lebens- oder spannungsbedingten Krankheiten. Im speziellen Teil, der mehrere Bände umfaßt, lernen Sie, was Ihnen volle Gesundheit, Schlankheit und Vitalität bis ins hohe Alter sichert. Sie lernen Gesundheitsreserven anzulegen. Kranken werden die Heilungsmöglichkeiten aufgezeigt.

Die heute am meisten verbreiteten Krankheiten, die oft als unheilbar oder unabwendbar gelten, können durch Anwendung dieser neuen Erkenntnisse mit verblüffendem Erfolg geheilt, zum Stillstand gebracht oder von vornherein verhütet werden.

Wer möchte nicht seine Gesundheit zu einem sicheren Fundament seiner Pläne bis ins hohe Alter machen können? Diese Bücher vermitteln das erforderliche Wissen. Welcher chronisch Kranke möchte nicht seine Gesundheit wiedererlangen?

Für viele Menschen, die an einer als unheilbar geltenden chronischen Krankheit leiden, bedeutet dieses Wissen die Wiedergewinnung von Gesundheit, Leistungsfähigkeit und Lebensfreude. Unzählige — auch Ihre Freunde und Verwandte, lieber Leser — können durch Aufnahme des hier dargebotenen Wissens einer freundlichen Zukunft in Gesundheit entgegensehen und vor den sonst heute kaum vermeidbaren großen Zivilisationskrankheiten bewahrt werden. Alle Bände dieser Buchreihe eignen sich daher ganz besonders auch als Geschenke an Ihre Freunde und Verwandten.

In der Reihe »Aus der Sprechstunde« sind bisher erschienen:

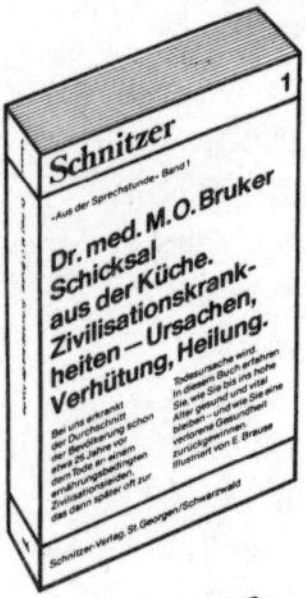

Band 1

Dr. med. M. O. Bruker

Schicksal aus der Küche.

Die ernährungsbedingten Zivilisationskrankheiten, ihre Verhütung und ihre Heilbarkeit.

450 Seiten, 100 Illustrationen DM 28,50

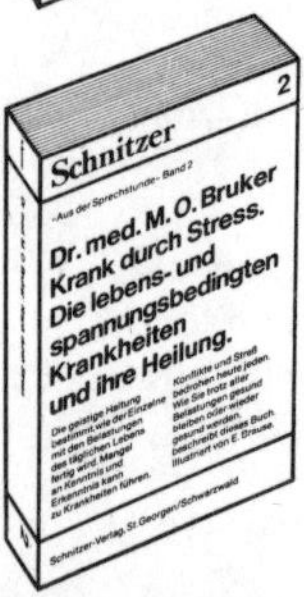

Band 2

Wenn es »die Nerven« sind:

Dr. med. M. O. Bruker

Krank durch Stress.

Die lebens- und spannungsbedingten Krankheiten.

408 Seiten, 75 Illustrationen DM 28,50

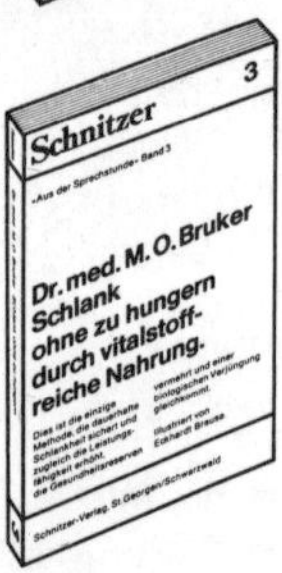

Band 3

Dr. med. M. O. Bruker

Schlank ohne zu hungern durch vitalstoffreiche Nahrung.

91 Seiten, 30 Illustrationen DM 11,60

Band 4

Dr. med. M. O. Bruker

Stuhlverstopfung in 3 Tagen heilbar – ohne Abführmittel.

68 Seiten, 24 Illustrationen DM 7,80

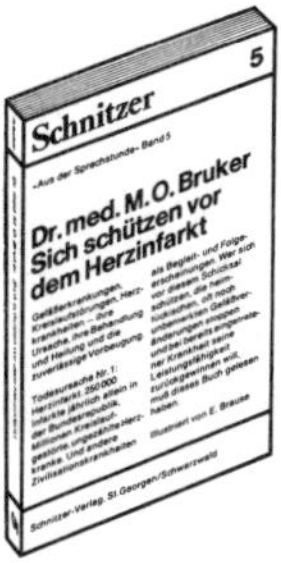

Band 5

Dr. med. M. O. Bruker

Sich schützen vor dem Herzinfarkt.

Verhütung und Heilung von Gefäßerkrankungen, Kreislaufstörungen und Herzkrankheiten.

216 Seiten, 57 Illustrationen DM 16,80

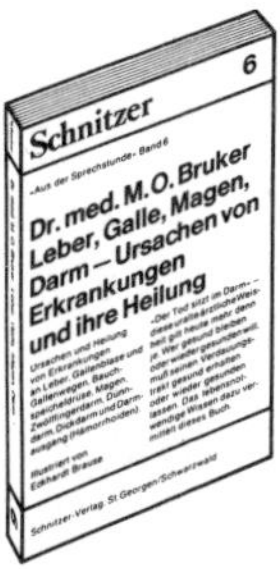

Band 6

Dr. med. M. O. Bruker

Leber, Galle, Magen, Darm.

Ursachen und Heilung von Erkrankungen an Leber, Gallenblase und Gallenwegen, Bauchspeicheldrüse, Magen, Zwölffingerdarm, Dünndarm, Dickdarm und Darmausgang (Hämorrhoiden).

204 Seiten, 35 Illustrationen DM 19,50

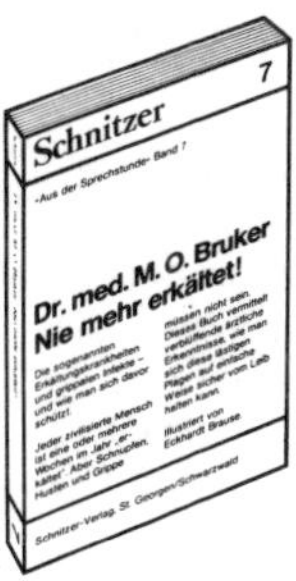

Band 7

Dr. med. M. O. Bruker

Nie mehr erkältet!

Die sogenannten Erkältungskrankheiten und grippalen Infekte. Und wie man sich davor schützt.

124 Seiten, 24 Illustrationen DM 12,80

Band 8

Dr. med. M. O. Bruker

Rheuma, Ischias, Arthritis, Arthrose.

Ursachen und Heilbehandlung von Krankheiten des Bewegungsapparates (Wirbelsäule, Bandscheiben, Gelenke, Füße).

Ca. 180 Seiten mit 54 Abbildungen DM 18,80

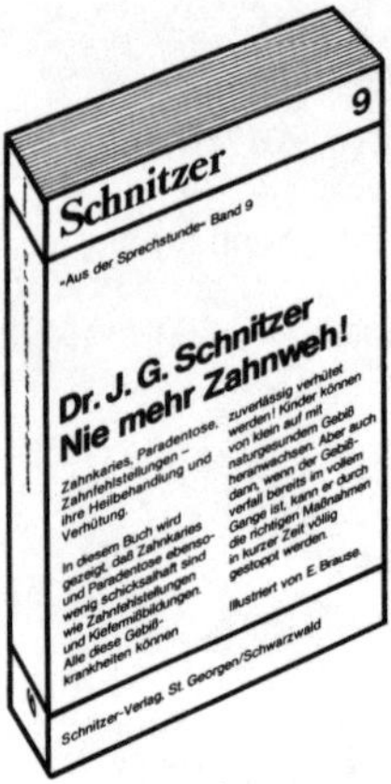

Band 9

Dr. med. dent. J. G. Schnitzer

Nie mehr Zahnweh!

Zahnkaries, Paradentose, Zahnfleischbluten, Zahnsteinbildung, übler Mundgeruch, Zahnfehlstellungen und Kiefermißbildungen — Ursachen, Verhütung, Behandlung, Heilung.

448 Seiten, 74 Illustrationen DM 28,50

Im Band 9 »Nie mehr Zahnweh!« erläutert der durch seine Aufklärungsmaßnahmen (Aktion Mönchweiler) bekanntgewordene Zahnarzt Dr. med. dent. J. G. Schnitzer die Verhütung und Behandlung der großen Gebißkrankheiten. Er beschreibt erstmals die Möglichkeiten, auch bei bereits in Gang befindlicher Zahnkaries oder Paradentose durch einen Komplex von Maßnahmen den Gebißverfall wirksam anzuhalten, so daß die noch vorhandenen Zähne saniert und auf Dauer erhalten werden können.

Bei allen Bänden sind Preisänderungen vorbehalten.

Gesund und vital durch Schnitzer-Kost – 4702 Personen berichten über ihre Erfolge.

Eine Dokumentation über Ursachen und Heilung der ernährungsbedingten Zivilisationskrankheiten.

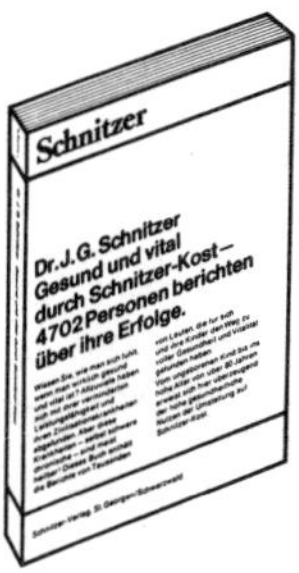

Dieses Buch bestätigt und beweist zwei verblüffende Erkenntnisse, die zahllosen verzweifelten Kranken und allen gesundheitsbewußten Menschen Hoffnung, Zuversicht und tröstliche Gewißheit geben:

1. Viele, viele Krankheiten, denen die Schulmedizin und die Gesundheitsbehörden hilflos gegenüberstehen, können gestoppt, gebessert, geheilt werden. Weit über 7000 Einzelschicksale zeigen, daß jeder seine Gesundheit selbst in der Hand hat. Wieder und wieder wird bestätigt: Nachdem sich gezeigt hat, daß die herkömmliche Art, Krankheitssymptome zu bekämpfen, völlig außerstande ist, wirkliche Gesundheit zu schaffen — nachdem sich erwiesen hat, daß Pillen, Spritzen, Tropfen und »Diät« immer nur Symptome überdecken — ist nur ein einziger Weg in der Lage, wirkliche Hilfe zu bringen: Die Wiederherstellung der Voraussetzungen der Gesundheit.

So werden — unabhängig vom Alter — Gesundheitsschädigungen beseitigt, Krankheiten gestoppt und geheilt und Gesundheits-Reserven aufgebaut.
Jene Erscheinungen, die Ärzte oft als »unheilbare Krankheiten« bezeichnen, erweisen sich so als Folgen der dahinterstehenden Zivilisationsfehler, vor allem der Fehlernährung, die dem Körper zu viel der falschen und zu wenig der notwendigen Nähr- und Vitalstoffe zuführte.

2. Die meisten sogenannten »ererbten« Krankheiten und Leiden sind keineswegs schicksalsbedingt. Sie sind vielmehr die zwangsläufige Folge einer von der Umwelt, von der »Gesellschaft« übernommenen falschen, ungesunden Lebensweise. Mit anderen Worten: Mit Vernunft und Einsicht kann sich heute jeder gesund erhalten.

Jeder kann von sich und seiner Familie alle die Zivilisationskrankheiten fernhalten, die heute die Menschen gerade in ihren besten Jahren, in den Jahren der Reife und der abgeklärten Vernunft dahinraffen. Und jeder kann seine Kinder von Geburt an naturgesund heranwachsen lassen.

In dem Buch sind fast viertausend persönliche Mitteilungen über besonders eindrucksvolle Beobachtungen (ohne Namensnennung) veröffentlicht: Jeweils Hunderte von Erfolgen, unabhängig vom Alter, bei den verschiedensten ernährungsbedingten Zivilisationskrankheiten wie Zahnschäden, Stuhlverstopfung, Magen-, Leber-, Galle- und Darmleiden, Stoffwechselstörungen, Übergewicht und Fettsucht, Erkältungskrankheiten aller Art, Kreislaufstörungen, Herzinfarkt, Erkrankungen der Bewegungsorgane.

Außerdem enthält es viele, viele Berichte über weitere Erfolge wie Steigerung der geistigen und körperlichen Leistungsfähigkeit, Verschwinden von Migräne, Wetterfühligkeit, Föhnempfindlichkeit, Normalisierung der Menstruation, Steigerung der Vitalität, Verschwinden von Müdigkeit und Stressempfindlichkeit, Leistungssteigerung der Kinder in der Schule, Verfeinerung des Geschmacksempfindens, Besserung des Sehvermögens, Verjüngung der Haut, Regeneration von Haarwuchs und -farbe und Fingernägeln und anderes mehr.

Fehlernährung und ihre Folgen bedrohen uns alle! Aber vitalstoffreiche Vollwert-Ernährung kann uns alle gesund erhalten.

Wenn Sie krank sind — und auch, wenn Ihre Krankheit chronisch und bereits für »unheilbar« erklärt ist — können Sie hier den Weg kennenlernen, den andere in der gleichen Situation zur Gesundheit fanden.

Sie können sich und Ihre Familie davor bewahren, von den heimtückischen Zivilisationskrankheiten befallen zu werden, die oft zu langen Leiden führen, und die viele Menschen bis zu ihrem Tode nicht loswerden.

Hier erfahren Sie, wie andere dies geschafft haben und sich bis ins hohe Alter gesund und vital erhalten.

Ca. 330 Seiten, DM 26,50

Rauchen?

Packende Darstellungen der Wahrheit über das Rauchen. Mit Beiträgen von Dr. Ralph Bircher, Robert F. Kennedy, Dr. Lothar Krekel, Albert Giercke, Johann Wolfgang von Goethe, Hugh J. Mooney, Mark Waters und dem Wissenschaftlichen Rat der Internationalen Gesellschaft zur Erforschung von Zivilisationskrankheiten und Vitalstoffen.
Herausgegeben von Dr. Johann Georg Schnitzer.
Besonders geeignet zur Aufklärung von Schülern über die Folgen des Rauchens und über die raffinierten Methoden der Zigarettenreklame. Schon viele Raucher haben nach dem Lesen dieser Schrift schlagartig das Rauchen aufgegeben!

40 Seiten, DM 3,50

Wie wirtschaftet die moderne Hausfrau?

Das Kursbuch der gesunden Ernährung mit vielen Rezepten und Hinweisen.
Die umfangreichste Abhandlung in der Reihe »Gesundheit für unsere Jugend« ist zugleich Zusammenfassung und Kernstück.
Gesundheit erfordert gesundes Leben, gesundes Leben bedeutet gesunde, natürliche Vollwert-Ernährung. Wie die Hausfrau diese für ihre Familie sichern kann, beschreibt Dr. Schnitzer in übersichtlicher Form.

24 Seiten, DM 3,30

Preisänderungen vorbehalten.

Gesundheit für unsere Jugend

Beginn einer Synthese von Zivilisation und Gesundheit.

Gesamtausgabe der Merkblätter der Aktion Mönchweiler: System zur Aufklärung der Bevölkerung über die Ursachen der Gesundheit.

Herausgegeben von Dr. Johann Georg Schnitzer.

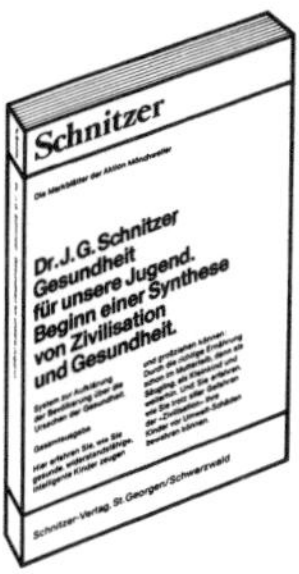

Wie die Bevölkerung die Ursachen der Gesundheit kennen und nutzen lernen kann: In dem Aufklärungsexperiment in Mönchweiler mit diesem System konnte Dr. Schnitzer nachweisen, daß die Zahnkaries der Kinder und Jugendlichen (ein feiner Gradmesser der allgemeinen konstitutionellen Gesundheit) in erstaunlichem Umfange verringert werden kann, obwohl jedermann nach wie vor frei in der Wahl seiner Eßgewohnheiten bleibt. 40 Merkblätter und Schriften, die in der Gesamtausgabe zu einem Buch zusammengefaßt sind, behandeln alle Fragen des biologischen Kreislaufs vom biologischen, giftfreien Land- und Gartenbau über gesunde, vollwertige Ernährung bis zur Müllkompostierung, die den Kreislauf zurück zum gesunden Ackerboden schließt.
Die bereits praktisch bewährten Prinzipien stellen für die Familien, aber auch für moderne Politiker Möglichkeiten von großer Wirksamkeit und Reichweite dar.

4. neubearbeitete und erweiterte Auflage
DM 18,— (Preisänderung vorbehalten).

Wieviel Gesundheit ist in Ihrer Ernährung? Vollgetreide enthält alles, was Sie gesund erhält. Eine Schnitzer-Mühle erhält, was das Korn enthält.

Im lebendigen, keimfähigen Getreide sind alle Vitalstoffe enthalten, die eine gesunde Ernährung sichern. Da die meisten dieser Stoffe nach dem Mahlen durch Oxydation an der Luft schnell zerstört werden, können Sie die gesunderhaltende Lebenskraft des Getreides nur in frisch gemahlenem Vollkornmehl und -schrot nutzen. Und frisches Vollkornmehl erhalten Sie nur, wenn Sie es selbst mahlen.

Deshalb ist die Schnitzer-Getreidemühle die wichtigste Hilfe für Ihre Gesundheit.

Schnitzer-Mühlen (früher Gallé-Getreidemühlen) mahlen mit besonders harten, selbstschärfenden Mahlsteinen aus Naxos-

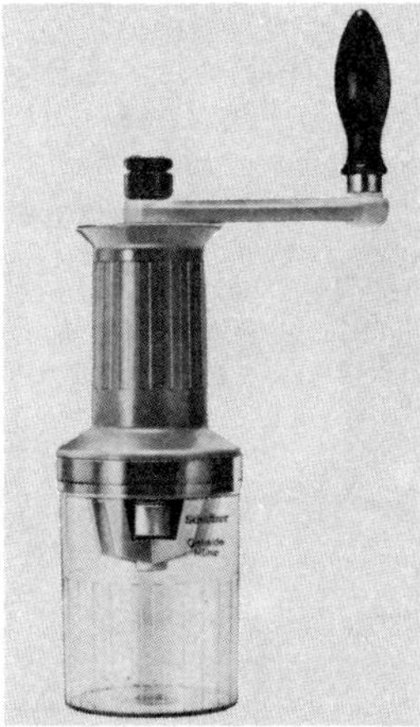

Schnitzer
Getreidemühle CH

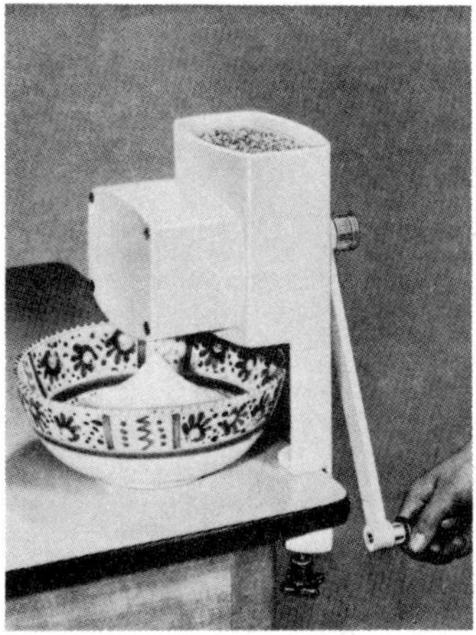

Schnitzer
Getreidemühle BH

Basalt und Magnesit, die besonders feines Mehl und lockeres Schrot ergeben. Der Feinheitsgrad der Ausmahlung ist bei jeder Schnitzer-Mühle stufenlos einstellbar. Schnitzer-Mühlen werden in 5 Größen geliefert, so daß für jeden Bedarf das Modell mit der passenden Leistung zur Verfügung steht.

Die Schnitzer-Getreidemühle im Haushalt ist gleichzeitig — zusammen mit einem Sack Getreide — die beste Sicherung gegen Versorgungskrisen in unserer unruhigen Zeit: 50 kg Weizen, etwas grüne Salate und Wasser sichern ohne alles andere die vollwertige Ernährung von 4 erwachsenen Personen für 15 Tage.

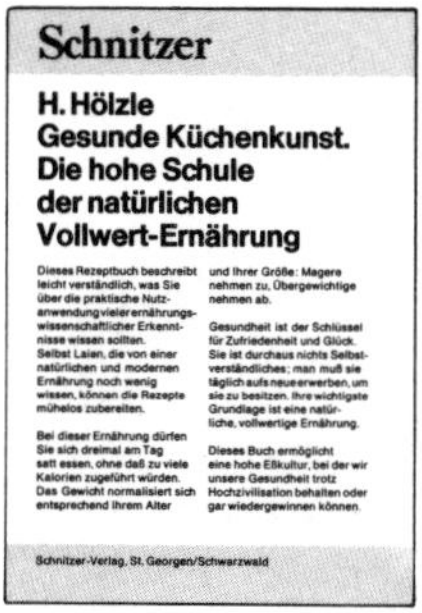
Schnitzer

H. Hölzle
Gesunde Küchenkunst.
Die hohe Schule
der natürlichen
Vollwert-Ernährung

Dieses Rezeptbuch beschreibt leicht verständlich, was Sie über die praktische Nutzanwendung vieler ernährungswissenschaftlicher Erkenntnisse wissen sollten.
Selbst Laien, die von einer natürlichen und modernen Ernährung noch wenig wissen, können die Rezepte mühelos zubereiten.

Bei dieser Ernährung dürfen Sie sich dreimal am Tag satt essen, ohne daß zu viele Kalorien zugeführt würden.
Das Gewicht normalisiert sich entsprechend Ihrem Alter und Ihrer Größe: Magere nehmen zu, Übergewichtige nehmen ab.

Gesundheit ist der Schlüssel für Zufriedenheit und Glück. Sie ist durchaus nichts Selbstverständliches; man muß sie täglich aufs neue erwerben, um sie zu besitzen. Ihre wichtigste Grundlage ist eine natürliche, vollwertige Ernährung.

Dieses Buch ermöglicht eine hohe Eßkultur, bei der wir unsere Gesundheit trotz Hochzivilisation behalten oder gar wiedergewinnen können.

Schnitzer-Verlag, St. Georgen/Schwarzwald

Das Buch zur Schnitzer-Mühle:

Hildegard Hölzle
Gesunde Küchenkunst.

Die hohe Schule der natürlichen Vollwert-Ernährung.
Mit ausführlichen Tagesplänen, vielen Rezepten, Suchregister und 8 ganzseitigen Vierfarbtafeln.
2. Auflage, 180 Seiten, DM 25,50

Gesundheit und Vitalität in Form von schmackhaften und besonders abwechslungsreichen Speiseplänen und Rezepten. Hier wird die natürliche Vollwert-Ernährung für die anspruchsvolle Küche aufbereitet: eine geradezu unwahrscheinliche Vielfalt von Rezepten und Variationen. Mit ausführlichen Tagesplänen ist diese umfangreiche Anleitung zur gesunden Ernährung eine Fundgrube für jede Küche: Für die Familie, die ihre Kinder gesund heranziehen will. Aber auch für jede Betriebs-, Hotel-, Sanatoriums- und Krankenhausküche.

Dieses Buch ist neben der kleinen Schrift „Wie wirtschaftet die moderne Hausfrau?" das einzige Küchenbuch, bei dessen Rezepten wirklich keine isolierten Kohlenhydrate, also kein Industriezucker und keine Auszugsmehle verwendet werden.

Backen mit Vollkorn Fernkurs in 12 Lektionen für Hausfrauen und Hobby-Bäcker

von Dr. Johann Georg Schnitzer

Die Ernährung auf der Basis frisch gemahlenen Getreides ist die wichtigste Voraussetzung für dauerhafte Gesundheit. Denn Getreide enthält eine Vielzahl von Vitaminen und Mineralstoffen genau im richtigen Verhältnis, wie sie für die menschliche Gesundheit unerläßlich sind.

Auch Vollkornmehl und daraus hergestellte Lebensmittel haben diese Gesundheitskraft, wenn das Mehl sofort nach dem Mahlen frisch verarbeitet wird. Denn die lebenswichtigen Vitalstoffe aus dem Korn sind nur direkt nach dem Mahlen vollständig im Mehl enthalten.

Dieser Fernkurs wurde von Dr. J. G. Schnitzer aus seiner großen praktischen und wissenschaftlichen Erfahrung heraus aufgebaut.

Der Fernkurs ist eine Weiterentwicklung seiner bekannten Wochenendkurse »Backen mit Vollkorn«, die aus Termingründen nicht mehr stattfinden können, nachdem sie schon von mehr als tausend Personen besucht worden sind.

Darin lernen Sie, wie Sie den ganzen Wert des Vollkorns nutzen können. Weil die wichtigsten Vitalstoffe nach dem Mahlen schon in wenigen Stunden durch Oxydation an der Luft zerstört werden, brauchen Sie zum Backen mit Vollkorn frisch gemahlenes Mehl. Deshalb tun Sie am meisten für Ihre Gesundheit und die Ihrer Familie, wenn Sie Ihr Vollkornmehl selbst mahlen und frisch verbacken.

Der Fernkurs lehrt, wie Sie Vollkornmehl fachmännisch verarbeiten, und wie Ihre Vollkornbrote und die vielfältigen Vollkornbackwaren locker, aromatisch und besonders schmackhaft werden. Sie lernen all die Tips und Tricks, die Dr. Schnitzer für das Backen mit Vollkornmehl entwickelt und zusammengestellt hat. Sie lernen drei Sorten Brot, sechs Sorten Brötchen, zwei verschiedene Brezeln, Vollkorn-Obsttorten, -Quarkstollen, -Hefezopf und Buttergebäck (Weihnachtsbrötchen) backen. Damit erwerben Sie ein Wissen, das noch nicht einmal jeder Bäcker besitzt. Und Sie können Ihrer Familie eine gesunderhaltende Ernährung sichern, denn Sie lernen die Gefahren der »Zivilisationskost« kennen und meiden.

Deshalb fangen Sie am besten gleich an: Den Beginn Ihres Kurses bestimmen Sie selbst. Ebenso das Tempo Ihres Fortschreitens. Jede Lektion enthält Informationen und ein Rezept. Ihre Einsendung einer Backprobe an uns zur Beurteilung löst bei uns gleichzeitig die Zusendung der nächsten Lektion aus, bis Sie alle 12 Lektionen gelernt und alle Rezepte gebacken haben. Zum Abschluß erhalten Sie eine schöne Urkunde.

Schreiben Sie uns eine Postkarte und fordern Sie unsere kostenlosen Informations- und Anmeldeunterlagen für den Fernkurs »Backen mit Vollkorn« für Hausfrauen und Hobby-Bäcker an.

Bitte teilen Sie uns auf der Postkarte außerdem mit, ob wir Ihnen zusätzlich einen Prospekt und Bestellunterlagen über Schnitzer-Getreidemühlen und Schnitzer-Getreide aus biologischem Anbau mitschicken sollen. Sie brauchen zum Backkurs beides. Vielleicht haben Sie aber schon eine Mühle und wollen zum Backkurs eine größere, leistungsfähigere anschaffen. Wir beraten Sie gern ausführlich.

Schnitzer KG Verlag
Abteilung Backkurse für Hausfrauen und Hobby-Bäcker
D-7742 St. Georgen im Schwarzwald, Bahnhofstraße 28
Bundesrepublik Deutschland, Telefon 0 77 24 / 65 11

Backen mit Vollkorn Fernkurs für Bäckermeister

von Dr. Johann Georg Schnitzer

Es gibt mehrere gewichtige Gründe, warum Bäckermeister sich von Dr. Schnitzer in der Herstellung gesundheitlich hochwertiger Vollkornbackwaren ausbilden lassen:

1. Wer sich der zunehmenden Preiskonkurrenz billiger Großbäckereien ausgesetzt sieht, kann hier einen werblich und wirtschaftlich interessanten Gegenpol schaffen: Mit dem Angebot hochwertiger, gesunder Vollkornbrote und Vollkornbackwaren. Damit bietet der Bäckermeister Gesundheit, besonderen Wohlgeschmack und vielseitige Auswahl.

2. Schnitzer-Brot ist die große Chance, den Brotverzehr wieder zu steigern. Denn Schnitzer-Brot schmeckt nicht nur besonders gut, sondern ist für die gesunde Ernährung unerläßlich.

3. Wer als moderner Bäckermeister solche wertvollen Vollkornbackwaren anbieten kann, verleiht seiner Bäckerei besondere Bedeutung. Er gewinnt damit einen ganz

neuen, zusätzlichen Kundenkreis. Er schafft sich mehr Umsatz durch neue, treue Kunden. Viele bisherige Kursteilnehmer mußten bald die Backstube vergrößern.

4. Nach Abschluß des Fernkurses kann sich der Bäckermeister der »Gemeinschaftswerbung Schnitzer-Brot« anschließen. Damit verkauft er Markenartikel, die im ganzen Bundesgebiet, in Österreich und in der Schweiz einheitlich benannt und verpackt werden.

Dieser Fernkurs wurde von Dr. J. G. Schnitzer aus seiner großen praktischen und wissenschaftlichen Erfahrung heraus gestaltet. Er ist eine Weiterentwicklung seiner bekannten Wochenendkurse »Backen mit Vollkorn«, in denen Dr. Schnitzer schon mehr als tausend Personen unterrichtete, darunter viele Bäckermeister. Die immer stärker werdende Nachfrage hat es zweckmäßig erscheinen lassen, statt der Wochenendkurse Fernkurse einzurichten.

Jeder Bäckermeister kann — daheim in seiner eigenen Bäckerei — eine neue Backtechnik und neue Rezepte erlernen.
Sie können jederzeit mit dem Kurs beginnen. Auch das Tempo bestimmen Sie selbst.

Der Fernkurs geht davon aus, daß der Kursteilnehmer das Bäckerhandwerk beherrscht. Das Hauptgewicht der Unterrichtung wird auf die Besonderheiten des Vollkornbackens gelegt. Der Kursteilnehmer lernt, worauf er achten muß, damit sein Vollkornprodukt besonders schön, besonders wohlschmeckend und gesundheitlich besonders wertvoll wird. Im einzelnen werden folgende Schnitzer-Rezepte vermittelt:

Weizen-Vollkornbrot
Roggen-Vollkornbrot
Weizen-Vollkornbrötchen
Mohn-Vollkornbrötchen
Rosinen-Vollkornbrötchen
Vollkorn-Laugenbrezeln
Leinsamen-Vollkornbrötchen
Nuß-Vollkornbrötchen
Große Vollkorn-Mürbebrezeln
Obst-Vollkorntorten
Vollkorn-Hefezopf
Vollkorn-Quarkstollen
Vollkorn-Buttergebäck

Das Backen mit Vollkorn hat schon vielen Bäckereien die Möglichkeit eröffnet, ihren guten Ruf und damit ihr Verkaufsgebiet weit über die unmittelbare Nachbarschaft hinaus auszuweiten. Der Bäckermeister, der diese Vollkorn-Backwaren verkauft, sichert damit seine wirtschaftliche Position durch eine breitere Basis ab.

Lassen Sie sich darüber ausführlich informieren — fordern Sie bitte gleich unseren Prospekt »Backen mit Vollkorn für Bäckermeister« an.

Schnitzer KG Verlag
Abteilung Backkurse für Bäckermeister
D-7742 St. Georgen im Schwarzwald, Bahnhofstraße 28
Bundesrepublik Deutschland, Telefon 0 77 24 / 65 11

Werden Sie Mitglied im

Arbeitskreis Gesundheitskunde e.V.

Der Arbeitskreis Gesundheitskunde e. V. ist gemeinnützig, politisch und wirtschaftlich unabhängig; er wird von Mitgliedsbeiträgen und Spenden getragen.

Gesundheitskunde ist die Lehre von den Voraussetzungen gesunden Lebens neben der Heilkunde, der Lehre vom Heilen von Krankheiten.

Zweck des Arbeitskreises Gesundheitskunde e. V. sind praktische Maßnahmen auf allen Gebieten zur Wiederherstellung und Erhaltung gesunder Lebensbedingungen. Er hat sich besonders folgende praktische Aufgaben gestellt:

1. Die Unterrichtung der Mitglieder über die Grundlagen konstitutioneller Gesundheit.
2. Die Unterrichtung der verschiedenen Berufsgruppen über die Voraussetzungen für die Gesunderhaltung oder Wiedergesundung der Bevölkerung.
3. Die Unterrichtung der Bevölkerung über eine Lebensweise, die die konstitutionelle Gesundheit der Familien sichert.
4. Die Einflußnahme auf kommunale und staatliche Entscheidungen, die Auswirkungen auf die Gesundheit der Allgemeinheit und des Einzelnen haben.

Nähere Informationen und Anmeldeunterlagen auf Anfrage.

Arbeitskreis Gesundheitskunde e. V.
D-7742 St. Georgen / Schwarzwald · Saarstraße 4
W. Germany · Telefon 0 77 24 / 61 48